不眠および睡眠関連問題に対する介入マニュアル

診断横断的睡眠リズム療法（Trans-C）の実践

アリソン・G・ハーベイ
ダニエル・J・バイシー

堀越 勝＋羽澄 恵
［監訳］

綾部直子
成澤 元
降籏隆二
中島 俊
［訳］

Treating Sleep Problems:
A TRANSDIAGNOSTIC APPROACH
Allison G. Harvey, Daniel J. Buysse

金剛出版

Library of Congress Cataloging-in-Publication Data
Names: Harvey, Allison G., 1968– author. | Buysse, Daniel J., author.
Title: Treating sleep problems : a transdiagnostic approach / Allison G. Harvey, Daniel J. Buysse.
Copyright © 2018 The Guilford Press,
A Division of Guilford Publications, Inc.
Published by arrangement with The Guilford Press
through Japan UNI Agency, Inc., Tokyo

著者紹介

アリソン・G・ハーベイ（Allison G. Harvey）博士は，カリフォルニア大学バークレー校の心理学教授であり，ゴールデンベア睡眠・気分研究クリニックの院長を務めている。ハーベイ博士は1990年代から認知行動療法セラピストとして活動し，睡眠の問題を専門とし，250以上の査読付き論文と本の章を発表している。認知行動療法協会の President's New Research Award，認知行動療法ベック研究所の Beck Scholar Award for Excellence Contributions to Cognitive Therapy，脳と行動研究財団の Young Investigator Award，スウェーデンのオレブロ大学から名誉博士号など多数の賞を受賞している。心理科学学会フェローである。

ダニエル・J・バイシー（Daniel J. Buysse）医師は，UPMC 睡眠医学教授，ピッツバーグ大学精神医学・臨床・トランスレーショナルサイエンスの教授である。睡眠のアセスメント，不眠症の病態生理と治療，睡眠と概日リズムの相互の関連，睡眠が健康に及ぼす影響を中心に研究している。バイシー博士は300以上の査読付き論文と100以上の本の章や総説を発表している。米国睡眠学会元会長，睡眠学会 Mary A. Carskadon Outstanding Educator 賞受賞，雑誌 SLEEP 副編集長。

序文

　私たち2人は，不眠症の臨床と研究に主な関心を持ってキャリアを積んできた。しかし，睡眠の問題を抱える若者や成人を幅広く診ていくうちに，多くの場合，不眠だけが睡眠の問題ではないことに気づいた。さらに，研究文献を調査し，独自に研究を進めていくうちに，睡眠の問題は複雑であることも明らかになった。例えば，不眠は，睡眠相の後退や不規則な睡眠・覚醒スケジュールなど，概日リズム睡眠・覚醒障害の特徴と重なることが多い。しかし，私たちは，睡眠分野の研究の大半が障害に焦点を当てたものであること，つまり，特定の睡眠の問題（典型的には不眠症）を治療する傾向があることにも気がついた。さらに，障害に焦点を当てた既存の研究では，より複雑なクライアントをどのように治療するかについての臨床的ガイドラインは，ほとんど提供されていなかった。こうした観察は，私たちがTranS-C（診断横断的睡眠リズム療法）を開発する動機となった核心的要因の1つである。

　また，睡眠障害が健康障害の危険因子となることを示す文献が急増していることも挙げられる。睡眠時間が短いことと長いことの両方がそのような危険因子と関連することは，現在ではよく知られている。さらに，最新の文献では，睡眠のタイミング，仮眠や眠気，睡眠の質，睡眠効率，睡眠の規則性なども，リスクとなることが示されている。科学的に検証するという目的のためには，これらのさまざまな側面を個別に検討することが理にかなっているかもしれないが，現実の世界で生活する人々の間では，これらの次元が同時に発生している。このように，科学的にも臨床的にも，睡眠は複雑で多次元的な現象であると考えるべき時が来ているのである。

　私たちの正式な共同研究は2008年に始まる。双極性障害と不眠症の診断基準を満たす人を対象とした，診断の枠を超えた多次元的視点の最初の臨床試験として，米国国立衛生研究所に助成金申請を行った。この研究では，不眠や過眠，睡眠相の後退，その他の睡眠の問題を併発している多くの者を参加者として含めることにした。この最初の研究で双極性障害をとりあげた理由は，三つある。第一に，睡眠障害と概日リズム睡眠・覚醒障害は双極性障害の顕著な特

徴である。第二に，経験則から，睡眠と概日リズム睡眠・覚醒障害は双極性障害の再発につながる１つの原因経路である可能性が示されている。第三に，双極性障害における睡眠と概日リズム睡眠・覚醒障害は複雑であり，しばしば不眠や睡眠相の後退，過眠，不規則な睡眠・覚醒スケジュールといった複数の特徴がみられる。したがって，このような幅広い睡眠の問題を治療するアプローチが必要と思われた。私たちは，双極性障害における睡眠の複雑な特徴をターゲットとしたアプローチについて示唆を得るために，科学文献を調査した。そして，オンケン（Onken），キャロル（Carroll），ショーハム（Shoham），カスバート（Cuthbert），リドル（Riddle）（2014）が提案した治療法の開発手順に沿って，不眠症の認知行動療法（CBT-I）に，エビデンスに基づく３つの治療である対人・社会的リズム療法（IPSRT; Frank, 2005; Frank et al., 2005），クロノセラピー（時間治療）（Wirz-Justice, Benedetti, & Terman, 2009），動機づけ面接（Miller & Rollnick, 2013）を取り入れることを考えた。双極性障害の人々が経験する睡眠の問題におけるいくつかの重要な特徴に照準を合わせられるかもしれないと気づいたのである。これらの治療法は，TranS-C の基礎となる新しいアプローチの土台となった。この新しい治療についての最初の研究では，双極性障害と診断された人の睡眠と気分の評価尺度が改善がみられた（Harvey et al., 2015）。

　また，私たちは，ここ数年で臨床経験積むなかで，TranS-C の開発に影響を与えた，睡眠に関する新しい理論的視点を発展させてきた。「スリープヘルス」である。このスリープヘルスという枠組み（Buysse, 2014）は，睡眠が健康全般につながる重要な経路であると認識することから始まる。しかし，睡眠を通して健康を最大化するには，睡眠や概日リズムの障害のどれが生じているかを特定して治療するといった，従来の睡眠医学の観点だけでは不十分である。スリープヘルスの枠組みは，ヘルスプロモーションの側面を重視しており，クライアントが真に「グッドスリーパー」になるよう促進することを目指している。この枠組みでは，睡眠に関する６つの次元に焦点を当てている。

- 規則性（Regularity）：毎晩ほぼ同じ時刻に眠り，毎朝ほぼ同じ時刻に起床すること
- 睡眠の満足度または睡眠の質（Satisfaction with sleep or sleep quality）：患者自身が行う「良い」「悪い」の主観的なアセスメント
- 日中の覚醒度または日中の眠気（Alertness during waking hours or daytime sleepiness）：日中の注意深い覚醒を維持する能力に注目すること

- 睡眠のタイミング（Timing）：1日24時間の中で睡眠をとる時間帯を指す
- 睡眠効率（sleep Efficiency）：寝付くときの入眠のしやすさや夜間に途中で目覚めた後の再入眠のしやすさなど，床上時間（注釈：寝床で横になっている時間）のうち実際に眠っている割合が高いことを指す。
- 睡眠時間（sleep Duration）：24時間における総睡眠時間である。

　ここで，RU SATED という頭文字に注目していただきたい。TranS-C の目標は，これら6つの次元のそれぞれにおいて最適な睡眠を促すことである。

　もう一つ，私たち二人にとって，メンタルヘルス分野における重大な問題を認識したことも大きな動機づけとなった。ほとんどの国において，メンタルヘルスの専門家は，人口が多く比較的裕福な都市部に集中している。しかし，精神疾患を持つ何百万人もの人々は地理的に分散しており，低所得者や農村部にも住んでいる。残念ながら，このような地域の治療提供者の少なさは国際的な問題である（Kazdin & Blase, 2011; Kazdin & Rabbitt, 2013）。そして，第1章で述べるように，睡眠治療の恩恵を受けると思われる人々の集団，その膨大な数について目を向けていただきたい。また，メンタルヘルスの専門家の中で，睡眠の問題について自信を持って治療できる専門家は，ほんの一握りであることにも目を向けていただきたい。（臨床心理学課程の最近の調査では，睡眠の問題のコースを設けているのはわずか6％，睡眠の治療に関するトレーニングを設けているのはわずか31％であった（Meltzer, Phillips, & Mindell, 2009）。睡眠の問題は有病率が高いものの，現場で睡眠の治療を提供できる者がいまだ少ないため，現場の第一線で普及し役立てられるよう革新を推し進めていくことが急務である。そのため，さまざまな精神疾患に併存するさまざまな睡眠の問題に適用でき，さまざまなメンタルヘルスの専門家が自信を持って活用できるような睡眠への治療をつくりあげることが，TranS-C のもう一つの動機づけとなっている。うつ病の睡眠相（眠る時間帯）の後退に対する認知行動療法（CBT-DP-D），統合失調症の不眠症に対する CBT-I（CBT-I-S）など，特定の疾患に焦点を当てた治療に比べて，TranS-C のように疾患横断的な治療は国内外への発展性が高いという点もある。

　TranS-C の開発は，いくつかの伝統に基づいて行われた。第一に，心理社会的治療は，熟練した治療者 - 研究者間のコンセンサスによって生まれることが多い。薬物治療の多くは，偶然の産物，あるいは他の有効な薬物の改変や模倣によって発見されてきた（ただし，疾患のメカニズムに対する理解が深まり，より的を絞った創薬に発展しつつある）。当然のことながら，より効率良く効果的

治療を実現するための最適な方法として，科学への注目を高めていく必要性が叫ばれている（Insel, 2009）。実際，科学という方法をとおして，効果的な心理社会的治療が開発され，目覚しい成果が上げられている（Insel, 2009）。こうした伝統に従って，私たちは，TranS-C の各コンポーネントの**開発**と**内容**の両方を裏付ける，科学的根拠の創出に努めた。第二に，オンケン（Onken）ら（2014）による治療の開発段階のモデルでは，第 2 段階である介入生成段階では，第 1 段階である基礎科学だけでなく，第 3 段階である効果研究をふくむさまざまな既存の情報源にもとづいて介入を生成してよいと指摘している。本書で後述するように，TranS-C は基礎科学と介入の有効性に関する既存研究の両方から導き出されたものである。第三に，デイビッド・M・クラーク（David M. Clark），アンケ・エーラス（Anke Ehlers），ポール・サルコフスキス（Paul Salkovskis）（Clark, 1999, 2004; Clark et al., 1999; Ehlers & Clark, 2000; Salkovskis, 2002）は，さらなる革新と治療開発が必要な箇所についての仮説を生み出すには，臨床実践が不可欠であることを強調している。また，臨床実践によって生み出された仮説は研究によって検証される必要があること，それにより問題が維持されるプロセスについて科学的に検証された理論を導き出すことができることを強調している。この理論は，新しい治療を開発するためのロードマップへと発展していく。また，理論で示された維持プロセスを逆転させるための治療技術も，科学的に検証されたうえで複合的なアプローチとして組み合わされる。この段階的アプローチが，TranS-C の開発には欠かせなかったのである。

　もちろん，TranS-C の開発に最終的に影響を与えたのは，診断横断的な治療を目指す幅広い動きであった（Barlow, Allen, & Choate, 2004; Fairburn, Cooper, & Shafran, 2003; Harvey, Watkins, Mansell, & Shafran, 2004）。診断横断的な治療は，不安障害とうつ病（Ellard, Fairholme, Boisseau, Farchione, & Barlow, 2010; Norton & Philipp, 2008; Titov et al., 2011），摂食障害（Fairburn et al., 2009），被害妄想（Bentall et al., 2009）；双極性障害と併存する不安（Ellard et al., 2010），および青年の不安・うつ・行為問題（Weisz et al., 2012）に対して開発されてきている。反芻（Nolen-Hoeksema & Watkins, 2011）や完璧主義（Egan, Wade, & Shafran, 2011）など，診断横断的なプロセスを対象とした治療は，さまざまな疾患に有効である（Riley, Lee, Cooper, Fairburn, & Shafran, 2007; Watkins et al., 2011）。私たちは，今日では急速に増えつつある治療リストに，睡眠と概日リズムの問題に対するアプローチを加えることができ，喜ばしく，胸が高鳴っている。

謝辞

私たちは，通常の勤務時間以外に毎週何時間も睡眠研究に費やしています
が，常に支え，励ましてくれる配偶者のヘンリー・ヒースルマイヤー（Henry
Hieslmair）とサンドラ・バイシー（Sandra Buysse）に深く感謝しています。

また，私たちの研究に参加し，治療のためにクリニックに通ってくださって
いる方々にも，感謝しています。研究と臨床はパートナーシップです。私たち
は，睡眠と概日リズムの問題に直面している人々の可能な限り広い範囲に届く
ような治療法を磨き，開発するために，患者・参加者のパートナーが私たちを
教え，導いてくれたことを認識しています。

本書は，米国国立衛生研究所（NIH）の支援の賜物であり，その支援は本書を
完成させるために不可欠でした（助成番号 HD071065, MH079188, MH082034,
AG20677, AG047139, MH102412, HL125103, and MH078961）。NIH の査読プ
ロセスの厳格さは，この研究の方向性に決定的な影響を与えました。

多くの有能で厳格かつ刺激的な臨床研究者が，それぞれ 20 年以上にわたっ
てこのアプローチに影響を与えてきた。デイビッド・M・クラーク（David M.
Clark），デイビッド・J・カプファー（David J. Kupfer），クリストファー・G・
フェアバーン（Christopher G. Fairburn），エレン・フランク（Ellen Frank），
ジョエル・シェリル（Joel Sherrill），エバ・ファイン（Eve Fine），ケリー・ク
ラスタッド・トーマス（Kerry Kulstad-Thomas），メリッサ・J・リー（Melissa
J. Ree），グレゴリー・N・クラーク（Gregory N. Clarke），チャールズ・M・モ
リン（Charles M. Morin），レオナルド・E・ダール（Ronald E. Dahl），チャー
ルズ・F・レイノルズ（Charles F. Reynolds），ダナ・L・マクマキン（Dana L.
McMakin），ケリー・ヘイン（Kerrie Hein），リタ・スミス（Rita Smith），モ
ニーク・トンプソン（Monique Thompson），ケート・カプラン（Kate Kaplan），
ディアドレ・アブロンズ（Deidre Abrons），ハンナ・マーク（Hanna Mark），
マイク・ドルセン（Mike Dolsen），ニキ・ガンポート（Niki Gumport），ケイ
トリン・エグルストン（Caitlin Eggleston），ルル・ドン（Lulu Dong），ロー
リー・ベリアル（Laurie Brar），マーク・ジョーンズ（Mark Jones），ステファ

ン・P・ヒンショー（Stephen P. Hinshaw），エミリー・J・オッツァー（Emily J. Ozer），ダニエル・フリーマン（Daniel Freeman），ジョリーン・ブコスキイ（Jorin Bukosky），ドナ・E・リナルド（Donna E. Rinaldo）。私たちは，思いやりと創造性を保ちつつ，科学的厳密さを受け入れることによって，重要な問題に焦点を当て続けるよう促してくれたディスカッションと，スーパービジョンを与えてくれた一人一人に感謝しています。

　最後に，ギルフォード出版社の上級編集者，ジム・ナゴット（Jim Nageotte），開発編集者，バーバラ・ワトキンス（Barbara Watkins），上級編集補佐，ジェーン・キースラー（Jane Keislar），上級製作編集者，ジーニー・タン（Jeannie Tang）に感謝します。本書の制作過程を通してのご助言，ご指導，ご協力に大変感謝しております。

監訳者まえがき

　「寝る子は育つ」など睡眠に関わる諺があるように，古人は経験則から睡眠が人間の心身の健康にとって重要だと認識していたと思われます。一日が夜明けとともに始まり，日暮れとともに終わる，そんな自然な生活から生まれた知恵です。そして，近代化した現在，やはり子どもたちは「早く寝ろ」と言われて育ちますが，ある程度の歳になると，いつの間にか「寝る間を惜しんでモード」に陥り，結果的に昼間眠い，夜眠れないなどの睡眠問題に苛まされ，悪夢の様な日々を送ることになる，よく耳にする話です。便利になった現代は，スイッチ一つで部屋に明かりが灯り，冷蔵庫のお陰で何時でも飲食が出来，ネットを通して部屋に居ながらにして外の誰かとつながったり，電子媒体で娯楽を楽しんだりすることができます。これはある意味で不自然な事なのです。野生動物には肥満問題も睡眠問題もないといいます。眠らない街に住む，眠れない人間の悲劇です。

　日本は今や「睡眠不足大国」と呼ばれ，平均睡眠時間は6時間18分と先進国中で最下位。睡眠時間が6時間を切ると肥満などの身体問題やメンタル不調のリスクが高まるという研究結果もあり，寝れない日本の行く末が気がかりです。調査によると，現に日本国民の5人に1人が睡眠問題を抱えているとのこと。さらにメンタルな問題を抱える人々の約50%は不眠問題をもっており，過去50年間の研究結果では，睡眠不足はメンタルだけでなく，身体的，そして社会的なウェルビーイング（QOLや長寿なども含め）に関わるさまざまな部分に影響していることが判明しています。睡眠問題で一番多いのは不眠症ですが，睡眠問題はそれだけではありません。過眠，昼夜逆転，社会的時差ボケなど体内時計・概日リズムに関連する問題もクローズアップされています。前述の様に電子媒体使用による体内時計・概日リズム問題は昼夜逆転，カフェインや刺激物の過剰摂取などによって，健康な睡眠が蝕まれることで，睡眠タイミングの不順などの問題を生みだしています。これは企業，教育分野などでよく見られる仕事や学業の機能低下の背後に潜む重大な問題の一つと考えられ，不眠以外の睡眠問題に対する介入も待ったなしの状況なのです。

不眠への介入法としては，薬物療法以外に認知行動療法（Cognitive Behavioral Therapy：CBT）による睡眠療法（CBT for Insomnia：CBT-I と呼ばれる）が奏功していますが，それらはほとんど，鬱病，不安症，PTSD など単一の診断に付随する不眠に対する CBT-I で，無作為比較試験が実施された結果，それぞれの精神疾患に伴う不眠問題に対して有効であることが確かめられています。しかし，睡眠問題は不眠以外にも多々存在し，体内時計・概日リズム問題に対する介入も求められています。さらに，睡眠が改善すると，それぞれの精神疾患の他の症状も改善したり，睡眠問題はメンタルな問題（精神病圏の問題も含め）以外の問題，慢性疼痛，アルツハイマー，糖尿病，更年期障害，その他の身体疾患などにも見られ，睡眠が改善するとそれぞれの症状も改善することがわかってきました。興味深いことに，近年，依存症の治療に睡眠療法が応用され有効性が認められたという報告もあり，睡眠の改善だけでなく，健康な睡眠を維持増進すること，また睡眠改善を先行させることによって齎される恩恵は計り知れません。臨床現場では，診断を跨ぎ，専門分野の垣根を越える睡眠療法が求められており，本書は，正にその診断横断的な睡眠問題への介入法の手引き書なのです。著者の Allison G. Harvey 博士と Daniel J. Buysse 博士はそれぞれ CBT と睡眠の分野の第一人者で，実証的な介入研究において，またプログラム開発，後進の指導などにおいて非常に優れた業績を有しています。その両者がそれぞれの専門性を駆使して開発した睡眠介入プログラムの日本語版マニュアルが入手可能になったことは，わが国にとってこの上なくタイムリーだと言えます。

　診断横断的睡眠療法(TranS-C は Transdiagnostic Sleep and Circadian Intervention の略）は，診断横断的（Tran）なアプローチと健康な睡眠（S）と体内時計・概日リズム（C）を組み合わせた名称です。TranS-C において重要で特徴的な部分として，睡眠の良し悪しを単に睡眠時間の長短を目安にするのではなく，健康な睡眠を 6 つの側面から査定する点を挙げることができます。6 つの側面（RU-SATED）とは，① Regulatory：同じ時間に就床，また起床する，② Satisfaction：睡眠についての主観的満足感，③ Alertness：昼間の覚醒度，アラート感，④ Timing：24 時間中の何時に寝ているか，⑤ Sleep Efficacy：ベッドの中できちんと寝られているか，⑥ Duration：24 時間中，何時間睡眠が取れているのかの 6 つの側面を点数化して健康な睡眠が取れているかを査定します。

　この介入法の対象者は，不眠に苦しむ者，メンタル疾患を抱えた者，昼夜逆転などの体内時計関連の問題を持つ 10 代の若者などで，親が望めば，親も一

緒に介入できるように工夫されている点も特筆すべき点です。薬物療法との併用も可能で，医師が，また看護師や心理師などの有資格者が単独で，また医師と協動しながら実施することができます。ただし，睡眠時無呼吸障害，むずむず脚症候群（RLS），周期性四肢運動障害（PLMD），ナルコレプシー，突発性過眠症，睡眠時随伴症レム睡眠行動障害に関しては，医学的介入が先行することになります。

　実際の介入法は，モジュール方式で実施されます。モジュール方式の介入に疑問を持つ専門家もいますが，実証的には短時間で効果的に介入できることが証明されています。TranS-C は，4 つの横断的モジュール，4 つの中核モジュール，そして 7 つの選択可能な追加モジュールによって構成されており，全体を通して，スリープヘルスを獲得できるように，睡眠についての心理教育や行動変容を促す CBT の技法を用いて介入します。追加モジュールには，CPAP 使う事に対する恐怖に対応するためのエクスポージャー療法，コミュニケーションスキルの習得のためにロールプレイを用いたスキル訓練，悪夢への対応するためのイメージ・リハーサル療法など，多様な睡眠問題に対応できるように工夫されています。本書の最後のセクションには，臨床現場でコピーしてそのまま渡すことのできる資料がたくさん用意されている点も嬉しい工夫の一つです。

　最後に，日本語翻訳を許可して下さった原著者の先生方，日本語翻訳に携わって下さった先生方，また推薦文を書いて下さったわが国の CBT の第一人者であられる大野裕先生に心よりの謝意を表したいと思います。この本が，寝不足大国日本に目覚ましい貢献をしてくれることを心より祈念しています。

2024 年 9 月

堀越 勝

著者紹介	3
序文	4
謝辞	8
監訳者まえがき	10

第1章　健康的な睡眠を促進する　19

睡眠の効用	19
スリープヘルスの枠組み	20
TranS-C の主要原則	23
モジュール方式の治療	29
Trans-C の概説	30
TranS-C で用いられる主な介入方法	41
いつも完璧に眠れる人はいない	46
本書の計画	47

第2章　睡眠のアセスメント　49

睡眠の既往歴に関する臨床面接	49
睡眠日誌	52
TranS-C のモジュールに関するアセスメント	64
一般的な睡眠障害のアセスメント	66
TranS-C が有効となる睡眠障害	67
睡眠専門医を紹介すべき睡眠障害	69
追加の睡眠アセスメント	72

第3章　TranS-C 横断モジュール　75

横断モジュール1：ケースフォーミュレーション	75
横断モジュール2：睡眠と概日リズムの教育	91
横断モジュール3：行動変容と動機づけ	94
横断モジュール4：目標設定	102

第4章　TranS-C 中核モジュール　105

中核モジュール1：規則的な就床時間——起床時間を定着させる	105
中核モジュール2：日中機能の改善	117
中核モジュール3：睡眠に関する信念をやわらげる	123
中核モジュール4：行動変容の維持	130

第5章　TranS-C 追加モジュール　133

追加モジュール 1：睡眠効率の改善　133
追加モジュール 2：床上時間（TIB）の短縮　138
追加モジュール 3：睡眠相後退または前進への調整　142
追加モジュール 4：睡眠に関する心配や過覚醒を減らす　144
追加モジュール 5：CPAP のアドヒアランス改善・
　　　　　　　　　閉所恐怖へのエクスポージャー療法　159
追加モジュール 6：複雑な睡眠環境の見直し　163
追加モジュール 7：悪夢への対応　165

エピローグ──結論および今後の研究　167

付　録　クライアント用配布資料　171

付録 1　事例定式化シート　172
付録 2　睡眠を理解しよう：成人用　174
付録 3　睡眠を理解しよう：若者用　180
付録 4　実行意図と心的対比のシート　184
付録 5　睡眠改善目標シート　186
付録 6　就床前のリラックス法を理解しよう　188
付録 7　私のリラックス法シート　192
付録 8　睡眠の感じ方を理解しよう　194
付録 9　思考の罠を理解しよう　196
付録 10　保護者の方へ：子どもの睡眠指導における役割　198
付録 11　睡眠日誌　200
付録 12　ネガティブな自動思考のモニタリングシート　204
付録 13　ネガティブな自動思考の評価シート　205

文献　209
監訳者あとがき　224
監訳者略歴・訳者一覧　226

不眠および睡眠関連問題に対する介入マニュアル

診断横断的睡眠リズム療法（Trans-C）の実践

第 1 章

健康的な睡眠を促進する

睡眠は，健康と私たちの体を結びつける黄金の鎖である。
——トーマス・デッカー（1572-1632）

睡眠の効用

　過去 50 年の間に，健康的な睡眠と 24 時間という概日リズムのはたらきに注目する利点が，次々と発見された。健康的な睡眠と概日リズムのはたらきは，私たちの生活のあらゆる側面を向上させる。感情面では，感情をコントロールしやすくなり，幸福感が増し，精神疾患にかかりにくくなる。認知面では，より注意深くなり，より効果的に学習し，より完璧に記憶し，より創造的に考えることができるようになる。身体面では，体重の調整が容易となり，活動レベルが上がり，脳内の有害物質を徹底的に除去し，免疫系の機能を向上させる。健康的な睡眠と概日リズムは，うつ病，アルツハイマー病，糖尿病，心血管疾患，そして風邪の発症率の低下と関連している。良い睡眠をとることで，仕事や社会生活，家庭生活において，注意深くなったり，機能的に能力を発揮したり，モチベーションを維持したり，目標を達成したりやすくなる。また，より安全な運転など，日常における習慣的活動においても役立つ。さらに，健康的な睡眠と概日リズムのはたらきは死亡リスクの低下と関連しており，グッドスリーパーは，より良く，より長く生きることができると示唆されている。このように，健康的な睡眠と概日リズムの確立を最優先すべきであることは明らかである。最適な睡眠をとることは，心身の健康を最適化するための重要な手段だが，見落とされがちである。

スリープヘルスの枠組み

　本書では，スリープヘルスを維持増進する方法として私たちが提案する新しい治療法，TranS-C（診断横断的睡眠リズム療法）を解説する。スリープヘルスの枠組み（Buysse, 2014）は，TranS-C の根底にあり，指針となるものである。この枠組みにおいて，スリープヘルスを維持増進するための方法には，不眠症などの睡眠障害，および睡眠相の前進または後退などの概日リズム睡眠・覚醒障害を特定して治療する手続きも含まれる。これらの障害が，感情面や健康面でさまざまな悪影響を及ぼすことは，さまざまな研究から明らかになっているためだ。ただし，スリープヘルスの枠組みでは，そこから更に踏み込むことをすすめている。実際，睡眠と概日リズムが健康であるということは，何の睡眠障害もないこと以上の意味を持っている。スリープヘルスを維持増進するという目標は，クライアントが真に "グッドスリーパー" になるための能力を最適化することである。

　スリープヘルスの枠組みでは，睡眠障害の診断と治療を重視する従来の睡眠医学の観点から，幸福を促進するうえで睡眠を満遍なく最適化していく**ヘルスプロモーション**の観点に移行する。この枠組みは，（1）睡眠障害の治療を重視する**医学モデル**，（2）身体，精神，社会的領域における**健康と幸福**を包括するWHO によるアプローチ，（3）身体，精神，信仰の統合を促す**ウェルネス**，ロールパフォーマンスモデル，（4）個人が身体的・社会的環境における挑戦に適応できることの重要性を組み入れたモデル，という睡眠と健康に関する4つの視点に基づいている。これらの観点に基づき，われわれは以下のようなスリープヘルスの定義を提案する。

　　　スリープヘルスとは，個人，社会，環境の要求に適応した多次元的な睡眠・覚醒パターンであり，身体的・精神的な幸福を促進するものである。良好なスリープヘルスは，睡眠への主観的な満足度，適切な睡眠のタイミング，適切な睡眠時間の長さ，高い睡眠効率，および目覚めている最中に一定の覚醒度を維持できているかどうか，によって特徴づけられる（Buysse, 2014, p.12）。

　また，最近の研究では睡眠・覚醒——パターンが規則的であること自体がより良い健康アウトカムと関連することが明らかになったため，その規則性が重

視されるようになった。このことから，スリープヘルスの枠組みでは，6つの次元に沿ってクライアントの睡眠を改善するよう，治療者に働きかけているのである。

次元1：規則性（Regularity）この次元は，ほぼ同じ時間に眠り，同じ時間に起床することを指す。

次元2：睡眠または睡眠の質に対する満足感（Satisfaction with sleep or sleep quality）この次元は，クライアントが行った睡眠の「良い」「悪い」の主観的な認識を指す。

次元3：日中の覚醒度（Alertness during waking hours）この次元は，クライアントが日中に注意機能を担保できるくらいの覚醒を維持し，日中の不要な眠気を経験しない能力に焦点を当てている。

次元4：睡眠のタイミング（Timing）この次元は，1日24時間の中においてクライアントが眠る時間帯を指す。

次元5：睡眠効率（sleep Efficiency）この次元は，眠る態勢になってからの入眠のしやすさ，夜間覚醒後の再入眠のしやすさで示される。寝床で横になっている時間，つまり床上時間のうち実際に眠れる割合が高いことを意味する。

次元6：睡眠時間（sleep Duration）この次元は，24時間の間にクライアントが得た総睡眠時間を意味する。

　これらの次元は，RU-SATED という頭文字で簡単に覚えることができる。つまり，睡眠によって感情的，認知的，身体的な睡眠欲求が「満たされたかどうか」ということである。これらの項目は連続的に評価することができ，そのうち4項目はスコアが高いほど良い。しかし，4と6の次元，つまり睡眠のタイミングと睡眠時間の長さについては，中間が良いと考えられる。睡眠のタイミングが早すぎたり遅すぎたり，睡眠時間が長すぎたり短すぎたりすると，健康に悪い結果をもたらす可能性がある。これらの次元はすべて，第2章で取り上げるアンケートや睡眠日誌などの自己報告による測定法によって定量化することができる。また，行動学的（アクチグラフィ），生理学的（ポリソムノグラフィ（PSG））測定も可能である。ただし，アクチグラフィや PSG は，臨床の場ではあまり必要とされない。最後に，バイシー（Buysse DJ）が2014年に発表した論文で詳細にレビューしたように，6つの次元のそれぞれについては確実な実証的根拠があることを，簡単に説明しておく。

- 睡眠・覚醒時間の規則性：睡眠リズムの規則性は，比較的新しい研究テーマである（Bei, Wiley, Trinder, & Manber, 2016）。不規則な状態は学校の成績不良，不眠症，双極性障害，概日リズム睡眠・覚醒障害，健康上の悪影響，肥満と関連することがすでにわかっている。
- 睡眠に対する満足度：不眠症の特徴である睡眠満足度の欠如は，メタボリックシンドローム，糖尿病，高血圧，冠動脈疾患，うつ病と関連する。
- 日中の覚醒度：日中の覚醒度とは反対の状態にあたる日中の眠気は，死亡リスクの増加，冠動脈疾患，神経行動学的パフォーマンスの低下と関連する。
- 睡眠のタイミング：交代勤務と"クロノタイプ"（就床時刻が早いか遅いか）に関する研究により，非常に早い時刻や非常に遅い時刻に睡眠をとることは，死亡リスク，冠動脈疾患，メタボリックシンドローム，糖尿病，事故の増加と関連することが明らかになっている。
- 睡眠効率：睡眠効率の低下は，死亡リスク，冠動脈疾患，メタボリックシンドローム，高血圧，うつ病の増加と関連している。
- 睡眠時間：睡眠時間が短すぎる，または長すぎることは，死亡率，肥満，メタボリックシンドローム，糖尿病，高血圧，冠動脈疾患，神経行動学的パフォーマンスの低下と関連する。

　一般成人の約20%が不眠症の基準を満たしている。精神疾患と不眠症の併存は，41 〜 53%と推定されている（例えば，Benca, Obermeyer, Thisted, & Gillin, 1992; Breslau, Roth, Rosenthal, & Andreski, 1996; Buysse et al., 1994; Ford & Kamerow, 1989）。不眠症の有病率を，睡眠・覚醒相後退障害と睡眠・覚醒相前進障害や過眠症など他の一般的な睡眠の問題の有病率と合わせると（例えば，Gradisar, Gardner, & Dohnt, 2011; Liu et al., 2007)，人口の大部分が影響を受けており，高い個人的・社会的損失が生じていると考えられる。(Daley, Morin, LeBlanc, Gregoire, & Savard, 2009; Hillman, Murphy, & Pezzullo, 2006; Ozminkowski, Wang, & Walsh, 2007; Roth et al., 2006) さらに，睡眠障害の正式な診断基準を満たさないが，スリープヘルスの6つの次元のうちの1つ以上が悪化している人々をこのグループに加えると，明らかに睡眠治療の恩恵を受ける人々が数多く存在することがわかる。
　まとめると，TranS-C は，分類上定義された睡眠障害や概日リズム睡眠・覚醒障害を改善するだけではなく，先ほど提示した良好なスリープヘルスにクライアントが到達できることを目指しているのである。TranS-C では，クライアントがスリープヘルス6つの次元を最適化できるようにするのが目標である。

TranS-Cの主要原則

診断横断的アプローチ

　TranS-C は，複数の精神疾患に共通する臨床的特徴として定義される「診断横断的プロセス」を研究や治療の対象とするという，比較的新しいアプローチが中核となっている（Barlow, Allen, & Choate, 2004; Fairburn, Cooper, & Shafran, 2003; Harvey, Watkins, Mansell, & Shafran, 2004）。

　睡眠と概日リズムの障害は，生物学的にも（Harvey, Murray, Chandler, & Soehner, 2011），理論的にも（Harvey, 2008），精神疾患の診断に影響を与える可能性があると考えられる。実際，睡眠と概日リズムの問題は精神疾患と併存するだけでなく，睡眠と概日リズムの問題が精神疾患の重要な原因あるいは病態の一因であることを示す科学的根拠が多くある（例えば，Harvey, 2008）。また，睡眠分野の研究の大半は，障害に焦点を当てたものであり，特定の睡眠の問題（例えば，不眠）を扱う傾向がある。これとは対照的に，現実の睡眠と概日リズムの問題は，それほどきれいに分類されるものではない。実際，不眠症は過眠症（Kaplan & Harvey, 2009）や概日リズム睡眠・覚醒障害群（例えば，睡眠・覚醒相後退障害）（Giglio et al., 2009）と特徴が重複する。

　さまざまな精神疾患に対する睡眠治療をあつかった研究のシステマティック・レビュー（Taylor & Pruiksma, 2014）とメタアナリシス（Wu, Appleman, Salazar, & Ong, 2015）が発表されている。先ほど述べたように，一般的にこれらの研究は，ある精神疾患において不眠症の認知行動療法（CBT-I）を用いて不眠症を治療するという，特定の疾患に焦点を当てたものである。興味深いことに，このレビューでは，うつ病，不安障害，心的外傷後ストレス障害で起こる睡眠の問題を治療すると，睡眠の問題だけでなく，併存する状態も改善されると結論付けている。さらに，統合失調症についても同様のパターンの知見が報告されている（Freeman et al., 2015）。さらに驚くべきことに，この知見のパターンは精神疾患に特化したものではない。ウー（Wu）ら（2015）によると，慢性疼痛，腎臓病，がん，線維筋痛症などのさまざまな内科疾患，さらには周期的四肢運動障害（PLMD: Periodic Limb Movement Disorder）と閉塞性睡眠時無呼吸という 2 つの睡眠障害においても，同様の効果パターンが示されたのである。内科的疾患における不眠の治療の効果の大きさは精神疾患よりも小さいが，睡眠の問題を治療することで共存する疾患の治療成績が改善するという

一般原則は真実であった。つまり，時間枠をもった睡眠治療が，さまざまな精神的・身体的疾患を併せ持つ人々にとって有用であることを示す複数の実証があり，睡眠を診断横断的な立場から治療することの有用性が高まっているのである。

診断横断的アプローチには，いくつかの利点がある (Harvey et al., 2004)。第一に，診断横断的な問題が複数の障害にまたがる症状の維持に寄与している場合，診断横断的プロセスに治療を集中させることが最も効率的なアプローチとなる可能性がある。第二に，多くのクライアントが複数の精神疾患の診断基準を満たしており，どの疾患を優先的に治療するかを決定する際に，おそらく１つ以上の診断横断的な問題に治療の照準を合わせることができるだろう。これに関連して，疾患の併存に関する説明の一つに，精神疾患間の臨床的・生物学的境界がそれほど明確でない場合があるという点があげられる(Brown & Barlow, 1992)。したがって，臨床的な徴候や症状に基づいて診断や治療を行うことは，不正確である可能性がある。第三に，複数の疾患に焦点を当てたプロトコルの習得に挑戦する治療者は，大きな負担に直面する。多くの場合，これらのプロトコルは共通の理論的裏付けを持ち，類似の介入方法を用いることさえある。このように，診断横断的アプローチは，"経験的に支持された治療が多すぎる問題"（Weisz, Ng, & Bearman, 2014, p.68）を解決するのに役立つ可能性がある。TranS-C は，幅広い精神疾患を持つクライアントに適用できる，強固な診断横断的な治療の枠組みを提供する。TranS-C の根拠を，本章で後述する主要な特徴とともに，BOX 1-1 にまとめておく。

BOX 1-1　TranS-C の理論的根拠と主な特徴

- 睡眠と概日リズムの問題は一般的であり，しばしば精神および身体疾患と関連している。
- 睡眠と概日リズムの問題は，精神疾患の重要な原因または病態の一因である。
- 睡眠と概日リズムの問題は，特定の睡眠障害がない場合でも起こりうる。
- 行動的，心理的介入により，さまざまな障害においてスリープヘルスを維持増進できることを示す証拠がある。
- ほとんどの治療に関する研究と現在の治療法は，不眠に焦点を当てているが，現実の睡眠の問題は複雑であり，過眠症，睡眠・覚醒相

の後退（フクロウ）または前進（ヒバリ），不規則な睡眠・覚醒スケ
ジュールなど，他の臨床的特徴を含んでいることがよくある。
- TranS-C は普及が容易で，さまざまな環境で働く第一線の治療提供
  者にとって役に立つ。
- TranS-C は実証的に導き出されたものであり，既存のエビデンスに
  基づく治療を利用している。
- TranS-C は"実証的に支持された治療が多すぎる問題"（Weisz et
  al., 2014, p.68）の解決に貢献する。
- TranS-C はクライアントの睡眠の問題に合わせてカスタマイズする
  ことができる。
- TranS-C はさまざまな精神疾患におけるさまざまな睡眠の問題に対
  応している。

　睡眠の分野で最も広く引用され，理論的に有用なもの 1 つが，TranS-C の中
心である 2 プロセスモデル（Borbely & Wirz-Justice, 1982）である。このモデ
ルは，睡眠・覚醒サイクルを支配する 2 つの基本的な生理学的プロセス，すな
わち体内時計機構と恒常性維持機構によって説明するものである。
　体内時計とは，24 時間周期の睡眠と覚醒の概日リズムのことであり，脳の視
床下部にある「マスタークロック」，つまり視交叉上核によって動かされてい
る（Reppert & Weaver, 2002）。視交叉上核は，外的環境からの時間の手がかり
がない場合でも，24 時間に近い内的リズムを維持している。このマスターク
ロックが 1 日 24 時間に同期するプロセスを同調という。同調は，ドイツ語で
「時間を与えるもの」を意味する同調因子（ツァイトゲーバー）を介して行われ
る。概日リズムのプロセスにおける主要な同調因子は，日々の明暗の変化であ
る（Roennebert & Foster, 1997）。言い換えれば，私たちが昼と夜に光と暗闇に
さらされることが，視交叉上核における概日リズムに大きな影響を与えるので
ある。そのため，TranS-C では，後で詳述するように，特定の時間帯に光や暗
闇に曝露する手続きを組み込んでいる。概日リズムは，ホルモンリズム，血圧，
体温，睡眠の傾向など，ほぼすべての生理機能で測定可能である。さらに，概
日リズムは，認知，精神，感情にも影響している。
　興味深いことに，ヒトと動物の研究から，視交叉上核は光だけでなく，社会
生活をおくる時間やスケジュール，食事状況，睡眠の剥奪，気温，覚醒レベ
ル，活動状況など，他の同調因子によっても制御されることが示されている

(Mistlberger, Antle, Glass, & Miller, 2000)。したがって，TranS-C では，このような光以外の同調因子を利用して1日の睡眠・覚醒リズムを規則正しくすることに焦点を当てている。繰り返しになるが，治療法の詳細については後述する。

体内時計機構が時刻を刻む時計のようなものだとすれば，恒常性維持機構は砂時計のようなものである。私たちの脳は，起床してからの経過時間を記録し，起きている時間が長いほど睡眠圧が高まる。より具体的には，睡眠圧は，起きている間に高まり，睡眠中に消失する（Jenni, Achermann, & Carskadon, 2005; Taylor, Jenni, Acebo, & Carskadon, 2005）。したがって，TranS-C には，睡眠への恒常的な駆動力を高めるための介入が含まれる。このプロセスについてクライアントと話すとき，恒常性維持機構を睡眠への「渇望」や「欲求」，もしくは「睡眠圧」と呼ぶことが多い。また，恒常性維持機構の睡眠欲求は，長く伸ばせば伸ばすほど，より強力にパチンとはじかれる，輪ゴムに例えることができる。

TranS-C は，睡眠調節の2プロセスモデルを取り入れるだけでなく，睡眠を最適化するために経験的にサポートされた3つの治療，および概日リズム機構と恒常性維持機構の機能および相互作用も取り入れている。

不眠症の認知行動療法

不眠症の認知行動療法（CBT-I）は，通常，刺激制御法，睡眠制限法，睡眠衛生教育，リラクゼーション，および睡眠に関する機能的でない信念に対する認知再構成のうち，1つ以上の介入からなる多要素治療である（Morin & Espie, 2003; Perlis, Smith, Jungquist, & Posner, 2005）。CBT-I の有効性を支持する強固なエビデンスは，複数のメタアナリシス（Irwin, Cole, & Nicassio, 2006; Morin, Culbert, & Schwartz, 1994; Murtagh & Greenwood, 1995; Smith et al., 2002）および成人における CBT-I の系統的レビュー（Morin et al., 2006; Qaseem, Kansagara, Forciea, Cooke, & Denberg, 2016）である。別のレビューにあるように（Harvey, 2016），思春期のクライアントへの CBT-I のエビデンスは限られているものの，非常に有望である（Bootzin & Stevens, 2005; Cassoff, Knäuper, Michaelsen, & Gruber, 2013; de Bruin, Oort, Bögels, & Meijer, 2014; Gradisar, Dohnt, et al, 2011; Paine & Gradisar, 2011; Schlarb, Liddle, & Hautzinger, 2010）。このように，CBT-I は強力なエビデンスに基づいているため，TranS-C に含めることは妥当なことだった。特に，TranS-C は，恒常性維持機構による睡眠圧を高め，規則的な起床時間の長さ（刺激制御法と睡眠制限法）と覚醒度の低下（認知療

法）によって同調を強化するといった，CBT-I の構成要素を利用している。つまり，TranS-C は，睡眠調節の 2 プロセスモデルを活用した睡眠改善のための行動戦略を利用しているのである。

睡眠・覚醒相後退障害の行動的介入について

　概日リズムにおける夜型傾向とは，眠る時間帯が遅い人（"夜型"）のことで，1 日の後半に活動が増え，就床時刻や起床時刻が遅くなることを指す。この幅広い夜型傾向は非常に一般的であり，その極端な場合は睡眠・覚醒相後退障害（DSPT: Delayed Sleep Phase Type; Lovato, Gradisar, Short, Dohnt, & Micic, 2013）である。DSPT は，クライアントの睡眠・覚醒リズムと，生活環境において要求される睡眠・覚醒スケジュールが一致しないことで生じる，睡眠の問題の訴えによって定義される。DSPT の訴えには，朝方まで眠れない，翌日遅くまで眠っている，「社会的に正常な」時間帯に眠れないなどがある（American Psychiatric Association, 2013）。

　TranS-C は，極端な睡眠相の後退に限らず幅広く対応できるよう，成人では指定の時刻の光照射（強い光を放つライトボックスの使用），夕方の減光，計画的で規則的な睡眠スケジュール（クロノセラピー）の確立といった方法の効果などの実践的な指標に関するエビデンスをレビューした研究（Sack et al., 2007）をはじめ，DSPT に関する幅広い研究に基づいている（Gradisar, Dohnt et al., 2011; Gradisar, Smits, & Bjorvatn, 2014; Okawa, Uchiyama, Ozaki, Shibui, & Ichikawa, 1998; Regestein & Monk, 1995）。TranS-C には，夕方の減光，計画的で規則的な睡眠スケジュール（クロノセラピー）の確立の 2 つが含まれている。これには 2 つの重要な理由がある。まず，多くの人はライトボックスを使用する意欲がなく，ライトボックスの購入にはある程度の追加費用が必要となる。そこで，TranS-C では，朝は自然光を浴びて夜は電子機器の使用を制限して薄暗くする習慣を，生涯にわたって身につけられるようにすることを目指している。次に，従来の時間生物学的治療は，就床時刻と起床時刻を徐々に遅らせていき，希望する時刻に合わせるというものであった。残念ながら，この種の治療は，家庭や仕事のスケジュールに大きな支障をきたす。そこで TranS-C では，1 週間に 20 ～ 30 分ずつ就床時刻を早めていくプロトコルを採用することが多くなっている。このゆっくりとしたアプローチは，私たちの臨床経験と，人間の概日リズムは遅い就床時刻よりも早い就床時刻の方がゆっくりと適応する，という認識に基づいている。このスケジュールは達成可能であり，ク

ライアントにとって達成感の源となり，変化への動機づけをさらに高めること
が分かっている。しかし，概日リズムと動機づけを両立させるうえで，さまざ
まなグループのクライアントにとって理想的な睡眠の修正方法を確立するため
には，さらなる研究が必要である。

対人関係・社会的リズム療法

　対人関係・社会的リズム療法(IPSRT: Interpersonal and Social Thythm Therapy)
は，うつ病の「社会的同調因子（ツァイトゲーバー）」理論から派生した治療法
である。この理論は，生活上のストレスが日常生活や社会生活のリズムを乱し，
その結果として概日リズムが病的に乱れるという仮説である。気分は概日プロ
セスによって制御されているため，病的な同調は，障害を受けやすい人におい
て，うつ病やその他の気分の変調を引き起こす可能性がある（Ehlers, Frank, &
Kupfer, 1988）。IPSRT には，社会的リズムの安定性を開発・維持するための戦
略が含まれている。睡眠と概日リズムのシステムは身体活動，食事の時刻，社
会的交流などの光以外の同調因子に驚くほど敏感であることが，ヒトと動物の
両方の研究成果から導き出されている。IPSRT は，睡眠・覚醒スケジュール
を安定させるために，これらの日内リズムを安定させることに重点を置いてい
る。双極性障害とうつ病において，IPSRT によって概日リズムを安定化させる
ための強力なエビデンスが蓄積されている（Frank et al., 2005; Hlastala, Kotler,
McClellan, & McCauley, 2010; Miklowitz et al., 2007）。

　多くの人は，社会的，個人的なスケジュールが不規則で，睡眠・覚醒のサイ
クルも不規則である。特に，思春期や若年層は，学校や大学，仕事のために平
日は早く起き，週末は寝坊をする（Hysing, Pallesen, Stormark, Lundervold, &
Sivertsen, 2013）。特に，働いていない大人の多くは，就床時刻と起床時刻が不
規則になっている。不規則な睡眠スケジュールは，慢性的な「時差ぼけ」状態
や，概日リズムがうまく調整できない状態を引き起こす可能性がある。そこで，
TranS-C では，エレン・フランク（Ellen Frank）（2005）が開発した治療マニュ
アルを参考に，睡眠・覚醒リズム，およびその他の社会的リズム（食事の時刻，
社会的交流，運動など）を安定させるための IPSRT の側面を取り入れている。

　TranS-C は，悪夢や睡眠時無呼吸の治療や変化への動機づけを改善するため
の，エビデンスに基づくアプローチも参考にしている。具体的には，悪夢のた
めのモジュールは，バリー・クラコフ（Barry Krakow），アン・ジャーメイン
（Anne Germain）らの研究に基づいたイメージ・リハーサル療法を採用してい

る（Germain, Shear, Hall, & Buysse, 2007; Krakow et al., 2001）。睡眠時無呼吸の治療へのアドヒアランスを促進するためのモジュールは，エビデンスに基づくアプローチに由来する（Aloia et al., 2007; Bartlett, 2011a, 2011b; Means & Edinger, 2011）。動機づけ面接ツールは，全体を通して利用されている（Miller & Rollnick, 2013）。

モジュール方式の治療

　私たちが TranS-C にモジュール方式のアプローチを採用したのにはいくつかの理由があるが，その中でも最も重要なのは，すべてのクライアントがすべての種類の睡眠の問題を経験するわけではないという点が挙げられる。私たちは，中核モジュールと追加モジュールからなるモジュール方式を考案し，クライアントごとにそれぞれが経験する特定の睡眠の問題に焦点を当てて，治療セッションを行えるようにした。このモジュール方式は，より短時間で効率的に，個々のクライアントの抱える問題に焦点を当てられることが証明されている。私たちは，ジョン・ワイス（John Weisz），ブルース・ショルピタ（Bruce Chorpita），および別の分野の同僚たちが実施した，不安，抑うつ，素行の問題を抱える子どものためのモジュール方式の治療法（Modular Approach to Therapy for Children with Anxiety, Depression, or Conduct Problems: MATCH；例えば，Weisz et al., 2012）の臨床研究に一部影響を受けている。この研究では，通常のケア，マニュアル化された障害に焦点を当てた標準治療（すなわち，うつ病に対する CBT，不安に対する CBT，行動問題に対するペアレントトレーニング），または 3 つの別々の標準治療から手順を統合したモジュール治療（つまり MATCH）を提供するよう，セラピストを無作為に割り振った。MATCH は，通常のケアやマニュアル化された標準的な障害に焦点を当てた治療と比較して，改善がより早く，かつ改善がより持続するといった，最高の結果を示していた（Park et al., 2016; Weisz et al., 2012）。この研究プログラムからは，他に 2 つの驚くべき知見が得られた。まず，セラピストの態度は，標準プロトコルに比べて，モジュール方式のプロトコルのトレーニング後の方がより肯定的であった（Borntrager, Chorpita, Higa-McMillan, & Weisz, 2009）。また，モジュール方式のプロトコル，標準プロトコル，通常のケアで症例を治療した後，77 名のセラピストが，標準治療や通常のケアに比べ，モジュール方式の治療に満足していると報告した（Chorpita et al., 2015）。従って，私たちの目標は現場のセラピス

トの利便性と有用性を最大化するアプローチを開発することであることを踏まえると，TranS-C にモジュール方式のアプローチを採用する必要があると感じた。

Trans-Cの概説

BOX1-2 や以降の章でも説明されているように，TranS-C は，4 つの横断的モジュール，4 つの中核モジュール，7 つの追加モジュールという 3 つのモジュール群のセットで構成されている。プレゼンテーションの複雑さや提供するモジュールの数にもよるが，1 セッション 50 分，通常 4 〜 10 セッションで十分である。

横断的モジュール

TranS-C には，4 つの横断的モジュールがある。ケースフォーミュレーション，睡眠の心理教育，行動変容とモチベーション，目標設定である。これらは，通常，セッション 1 〜 3 で紹介される。その後，次のセクションで説明するように，これらのモジュールは，その後のすべてのセッションに組み込まれ，繰り返し行う介入となる。

横断的モジュール1：ケースフォーミュレーション

ジュディス・ベック（Judith Beck）（2011）は，すべてのセッションを通して展開される「常に進化するフォーミュレーション」の重要性をわれわれに気づかせてくれた。TranS-C の最初のケースフォーミュレーションは，少なくとも 1 週間分の睡眠日誌と，第 2 章で説明される測定法，第 3 章で説明される機能分析に基づいて行われる。その後の各セッションでは，新しい 1 週間の睡眠日誌が追加されていき，さまざまな介入が実施されるにつれて，クライアントの睡眠と概日リズムの機能に関するより多くの情報が明らかになってくる。こうした新しい情報は，初期の治療セッションで議論されたフォーミュレーションと治療目標の精度を変更したり改善したりできる。

BOX1-2　TranS-C モジュール

横断的モジュール（セッション1〜3で紹介，以降全セッションで紹介）				TranS-C介入モジュールのトピック	治療モジュール
ケースフォーミュレーション	睡眠の心理教育	行動変容と動機づけ	目標設定	規則正しい就床・起床時刻の確立	中核モジュール1，パートA
				リラックスの手順を身につける	中核モジュール1，パートB
				目覚めの習慣を身につける	中核モジュール1，パートC
				日中機能の改善	中核モジュール2
				睡眠に関連する信念の検討	中核モジュール3
				睡眠効率の改善	追加モジュール1
				床上時間の短縮	追加モジュール2
				睡眠相後退または前進の調整	追加モジュール3
				睡眠に関する心配や過覚醒を減らす	追加モジュール4
				CPAPのアドヒアランス改善／閉所恐怖へのエクスポージャー療法	追加モジュール5
				複雑な睡眠環境の見直し	追加モジュール6
				悪夢への対応	追加モジュール7
				行動変容と継続	中核モジュール4

横断的モジュール2：睡眠と概日リズムの心理教育

　睡眠と概日リズムの心理教育は，TranS-C という介入の科学的基盤に関する情報で構成されている。クライアントが TranS-C で推奨される事柄の背景にある科学的根拠を理解すれば，それを試してみる可能性が高くなる。例えば，多くの人は就床前に電子機器を嗜んでいる。例として，重度の精神疾患で施設に入居中のクライアントは，テレビを「唯一の友達」と表現していた。彼女は一晩中テレビをつけたまま眠っていた。テレビの位置は寝床の横で，枕の近くだった。しかし，明るい光と断続的な騒音が睡眠をもたらす生物学的メカニズムを阻害すると学んだことで，テレビを消してみようと思ったそうだ。睡眠と概日リズムの心理教育は，2つの意味で「繰り返し行う介入」となる。①中核モジュールと追加モジュールのほとんどに教育要素が含まれており，治療の初期段階で触れた情報を復習し拡張する機会となる。②クライアントが各介入の根拠を思い出すのに役立つので，睡眠と概日リズムの心理教育について定期的に思い出させることが重要である。例えば，あるクライアントが，その日の朝は用事があって早起きしたところ，その日の夜は意外にもよく眠れたと気づいたとする。これは，早起きすることで恒常的な睡眠圧が高まり睡眠の質を高めた例として指摘することができる。

横断的モジュール3：行動変容と動機づけ

　クライアントが健康的な睡眠習慣を身につけるのは難しいものである。睡眠の問題を抱えている人だけでなく，誰にとっても行動変容は難しい。例えば，新年の抱負を立てたとして，その抱負が何だったか覚えているだろうか？　達成できただろうか？　ほとんどの新年の抱負は忘れ去られてしまう。特に毎回セッションで次回までのホームワークを計画するとき，動機づけ面接と関連する行動変容の戦略を自動的に組み込んでおく必要がある。

横断的モジュール4：目標設定

　クライアントの睡眠の目標は，治療の焦点となり，進捗状況をモニタリングするためのものである。目標は，夜間と昼間の両方について設定する。日中の機能障害は睡眠の問題の本質的な特徴であることから，日中の目標を作ることは重要である（American Academy of Sleep Medicine, 2005; American Psychiatric Association, 2013; Edinger, Bonnet et al., 2004）。治療目標は TranS-C の初期セッションで設定されるが，介入の進展に伴い，定期的に再評価と再調整が必要となる場合がある。

第1章 健康的な睡眠を促進する 33

中核モジュール

TranS-C には，大半のクライアントに適用される 4 つの中核モジュールも含まれている。

中核モジュール1：規則正しい就床・起床時刻の確立

規則正しい生活は，スリープヘルスの枠組みの中核的な次元である（Buysse, 2014）。規則正しい生活を確立するために，このモジュールの最初のパートは，対人関係社会リズム療法（IPSRT）（Frank et al., 2005; Frank, Swartz, & Kupfer, 2000）と刺激制御法（Bootzin, 1972）の原則に基づくものとなっている。このモジュールの 2 番目と 3 番目のパートで，リラックスの手順の習慣と朝の起床時の習慣を，クライアントと一緒に計画する。この後者 2 つのモジュールは，規則正しい就床・起床時刻の確立を支える。

中核モジュール2：日中機能の改善

このモジュールでは，夜に良い睡眠がとれない状態に対処するスキルに焦点ををあてることで，日中機能を改善するための方策を学ぶ。夜間と昼間に体験する支障は，少なくとも一部は機能的に独立していると言える（Lichstein, Durrence, Riedel, & Bayen, 2001; Neitzert Semler & Harvey, 2005）。したがって，TranS-C では，クライアントの夜間の睡眠と日中機能を改善するために，個別の方策をとっていく。

中核モジュール3：睡眠に関連する信念の検討

クライアントが睡眠について非機能的な信念を抱いていることはよくある。このモジュールでは，心理教育，誘導による発見の促し，実験を用いて，睡眠に関連する信念を検討する。いくつかの研究では，不眠症の治療後に睡眠に関連する非機能的な信念が減っていると，睡眠状態の改善が維持されやすいことが示されている（Edinger, Wohlgemuth, Radtke, Marsh, & Quillian, 2001; Morin, Blais, & Savard, 2002）。

中核モジュール4：行動変容と継続

このモジュールでは，治療の中で学んだ内容と経過のまとめをクライアントごとに作成して用いる。これにより，治療による成果を強化し，確実に振り返りが行われるように設計されている。セラピストとクライアントは，進捗状況の

確認と記録，目標達成状況の確認，さらに注意を払う必要がある特定の問題領域を確認し，治療期間中に行われた学習のまとめを行いながら，このモジュールを進めていく。

追加モジュール

　必要に応じて用いられる，7つの追加モジュールがある。それぞれを使用するタイミングについて解説していく。各モジュールを構成する治療要素の順番は，原則的には実施する順番を示唆しているが，目の前のクライアントにとってどんな要素が特に苦痛となっているかに注意を払い，治療の早い段階でそれを扱うことが重要である。もちろん，セラピストは，クライアントの準備がととのうまで，ある治療要素から別の治療要素に移るべきではない。このアプローチでは，クライアントがそれぞれ異なるペースで異なる治療段階を進んでいくことになる。

追加モジュール1：睡眠効率の改善
　睡眠効率は，スリープヘルスの6つの次元の1つである。床上時間のうち実際に眠れていない時間が長い状態は，睡眠効率が悪い状態である。不眠に関する広範な文献によると，CBT-Iの2つの要素である刺激制御法と睡眠制限法は，睡眠効率の改善に特に有効であることが示されている（Morin et al., 2006）。

追加モジュール2：床上時間の短縮
　床上時間が長すぎることは問題である。人生を十分に楽しむことができなくなり，仕事，家族，友人と十分に関わることが難しくなる。また，情緒障害，幸福感の低下，対人関係の問題，薬物乱用の増加，日中の過剰な眠気，日常生活での活動レベルや生産性の問題とも関連する（Kaplan, Gruber, Eidelman, Talbot, & Harvey, 2011）。人間の体は1日の3分の2を起きて活動するように進化してきたため，床上時間が長すぎると健康に悪影響を及ぼす可能性がある。前述したように，睡眠時間と睡眠効率は，スリープヘルスの枠組みの2つの次元である（Buysse, 2014）。この介入では，睡眠慣性（目覚めた直後に感じる眠気）の教育，クライアントの床上時間が長い理由についてのアセスメントと対応，日中の目標設定，エネルギーが低い状態や疲労に対処する方法の開発などを行う。

追加モジュール3：睡眠相後退または前進の調整

　このモジュールは，クライアントの希望より睡眠相が遅い場合や，早い場合に適している。TranS-C には，睡眠相に応じて，光やその他の同調因子のタイミングを早めたり遅らせたりすることが含まれる。例えば，薄暗い照明，夜間の電子機器の使用制限，睡眠位相の後退の場合は就床時刻を早め，睡眠の位相の前進の場合は就床時刻を遅らせる。

追加モジュール4：睡眠に関する心配や過覚醒を減らす

　睡眠に問題のある人は，夜に眠りにつこうとするとき，夜中に目覚めたとき，そして朝早く目覚めたときに，不安になることが多い。不安は睡眠と相反するものであり（Espie, 2002），過剰な心配や反芻は不安と覚醒を助長する。そのため，こうしたクライアントには，望まない思考を管理するスキルを教えることが重要である。ネガティブな思考に気づいて評価する方法の習得，感謝や味わうワークの実践，心配事について考える時間を設定する，問題解決法，ジャーナリング，心地よいイメージを用いたイメージ療法の使用など，さまざまなスキルが教えられる。

追加モジュール5：CPAP のアドヒアランス改善と閉所恐怖へのエクスポージャー療法

　TranS-C は睡眠時無呼吸を直接治療するものではないが，このモジュールでは，睡眠時無呼吸の患者が，睡眠医療の専門家に処方された CPAP を円滑に使用できるよう支援する。心理教育と動機づけは，夜間の CPAP の使用率を高めるためにおこなわれる。CPAP に対して閉所恐怖症のような反応を示すクライアントには，段階的なエクスポージャーが行われる。

追加モジュール6：複雑な睡眠環境の見直し

　睡眠を妨害しうる多くの環境要因が存在する。このモジュールでは，こうした環境的問題の影響を最小限に抑えることをめざす，問題解決に焦点を当てた内容となっている。このモジュールは，クライアントが不満を解決するための資源や強みを持っていることが前提となっている。苦痛感を認めること，成功に話を集中させること，問題ではなく解決策を話し合うことに重点を置いている。言い換えるならば，不可能なことや変えることが難しいことではなく，可能なことや変えられることに重点を置いている（De Shazer & Dolan, 2012; Lloyd, 2008）。このモジュールは，認知行動型社会技能訓練（Cognitive Behavioral Social Skills Training: BSST; Granholm, Holden, Link, McQuaid, & Jeste, 2013）に基づ

く問題解決モジュールを利用しており，問題解決のアプローチとして，SCALE
〈問題を特定する（Specify the problem），考えられるすべての解決方法を考える
（Consider all possible solutions），最善の解決方法を評価する（Assess the best
solution），計画を立てる（Lay out a plan），実行し結果を評価する（Execute and
Evaluate the outcome）〉という頭字語をクライアントに教えている。コミュニ
ケーションスキルは，ロールプレイを通じて教える。

追加モジュール7：悪夢への対応

　悪夢は，夢の内容や夢の中で体験する感情が不快で，目覚めた後も不快感が
持続する，不穏な体験である。ストレスの多いライフイベントを経験した人の
75 ～ 90％が悪夢の体験を報告しており，ほとんどの人が人生で少なくとも一
度は悪夢を経験したことがあると言われている。このモジュールは，バリー・
クラクフ（Barry Krakow），アン・ジャーメイン（Anne Germain），およびそ
の同僚による研究に基づいている（Germain et al., 2007; Krakow et al., 2001）。
イメージ・リハーサル療法による悪夢の治療に関するエビデンスは強力である。
これにより，1 週間あたりの悪夢の回数が大幅に減少し，睡眠も改善される。興
味深いことに，イメージ・リハーサル療法は心的外傷後ストレス障害（PTSD）
の症状の減少とも関連している（Casement & Swanson, 2012）。

TranS-Cを実施する資格のある人は誰か？

　TranS-C の理想的な提供者は，認知行動療法（CBT）と動機づけ面接のトレー
ニングと実践経験を持ち，睡眠の生物学に関する実用的な知識を持つ人たちで
ある。しかし，私たちは，CBT や睡眠についての知識がほとんどない人でも，
より集中的なトレーニングと，セッション記録への幅広いフィードバックに注
力したスーパービジョンを行うことで，優れた TranS-C 提供者としてトレーニ
ングすることに成功している。

TranS-Cに適したクライアントとは？

　本書で説明されているように，私たちは，10 歳以上の児童思春期から高齢者
までの睡眠障害の治療に TranS-C を提供してきた。さらに，精神疾患と身体疾
患の両方における睡眠障害の治療にも TranS-C を使用してきた。このアプロー
チは“実証的に支持された治療が多すぎる問題”（Weisz et al., 2014, p.68）を

解決するという課題に真剣に取り組んでいるのは明らかである。

　具体的には，国立小児保健・人間発達研究所（NICHD: National Institute of Child Health and Human Development）の助成を受けた研究の一環として，幅広い睡眠の問題を抱える 10 ～ 18 歳の若者，特に夜型の 10 代の若者に対して，このアプローチを実施している。若者の間では，不眠はよくある睡眠の問題である（Buysse et al., 2008; Gradisar, Gardner et al., 2011）。しかし，不眠は過眠の特徴，朝起きられない，日中の眠気，睡眠の機会が不十分，睡眠覚醒スケジュールが不規則，社会的関心事（例えば，デートや大学入学）に対する心配や反芻，眠れないことに対する心配や反芻と重なることが多いう。したがって，この幅広い睡眠障害に効果的・効率的に対応できるような工夫を盛り込んだ。

　成人においては，アメリカ国立精神衛生研究所（NIMH: National Institute of Mental Health）から資金提供を受けた研究の一環として，地域のメンタルヘルスの現場で重度の精神疾患を持つクライアントにも TranS-C を提供した。クライアントは統合失調症，双極性障害，心的外傷後ストレス障害（PTSD），うつ病など幅広い疾患の診断を受けており，さらに，併存症も抱えていた。この研究では，クライアントは継続して薬物療法を続けていた。興味深いことに，双極性障害（BP）患者に対して CBT-I を修正した先行研究（Harvey et al., 2015）では，CBTI-BP 群のクライアントは，心理教育群のクライアントよりも，治療段階のある時点で少なくとも 1 つの睡眠薬を中止することができた（66.7% vs 29.4%；$p=0.04$）。また，バイシー（Buysse DJ）ら（2011）は，慢性不眠症の高齢者に対する短期行動的介入について大規模なランダム化比較試験を行った。この研究には睡眠薬を服用中の参加者も含まれていたが，睡眠薬服用者と非服用者で改善の程度に差はなかった。これらの研究結果をふまえると，TranS-C は通常の薬物療法と同時に実施することが可能であると確信できる。

柔軟性，適応性，バランス

　BOX 1-2 は，モジュールに取り組む一般的な順序を大まかに表している。しかし，先に指摘したように，クライアントの苦痛が維持されているプロセスを認識するとともに，クライアントごとに進展のはやさが異なることを念頭に置いて，より早い治療段階でそれらのプロセスに対処することが重要である。TranS-C の根拠となる睡眠の心理教育モジュールをすぐに理解するクライアントもいる。一方，セラピストがこのモジュールを複数のセッションに分け，クライアントの懸念や関心に最適に合うように教材を柔軟に適応させると，よ

りうまくいくクライアントもいる。モジュールの選択と順序は，通常，ケースフォーミュレーション（第3章で説明する横断的モジュール1）の際に明らかになる。例えば，あるクライアントは，最初のセッションで，セラピストに「私は絶望的なケースです。睡眠の問題であらゆる治療を試みました。何も効果がありません。申し訳ありませんが，私はあなたの時間を無駄にしています」と話した。このクライアントには，追加モジュール4で実施する思考の罠の介入をセッション2で提供して，クライアントにTranS-Cを試してみるように効果的に働きかけを行った。別のクライアントは，推奨されたように睡眠調整することに不安を感じていた。そのクライアントは，「私は絶対に失敗する。そうしたら，あなたをがっかりさせるでしょう」と言っていた。この時は，追加モジュール4の非機能的な自動思考のパートをセッション2で提供した。「私は絶対に失敗する。それから，私はあなたを失望させるだろう」という思考を，ネガティブな自動思考を評価するフォーム（付録13）を使って評価することは，失敗への恐れを軽減することに役に立った。

　TranS-Cのどの部分を重視するかについては，バランスよく視点を提供したうえで，それぞれのクライアントの必要性に応じて，本書の資料を柔軟に活用することを勧める。例えば，保護者や医師，ケースマネージャーから治療に行くように勧められた（あるいは強制された！）クライアントは，自分の（質の悪い）睡眠に比較的満足しており，変化への動機づけがない場合がある。このようなクライアントには，睡眠の問題がもたらす健康への影響について説明する時間を重視している。また，セラピストがクライアント一人一人を知るにつれ，変化に対する他の動機づけが明らかになるのが一般的である。例えば，思春期のクライアントは，大学に入るために良い成績を取ることを気にしているかもしれない。この場合，学業成績と睡眠の関連について詳しく説明し，セッション中にその関連性を思い出させるようにする。睡眠について強い不安を感じているクライアントには，睡眠の問題が健康に及ぼす影響について強調することはしない。その代わりに，不安の軽減に最も役立つモジュール（例：中核モジュール3，追加モジュール4）を優先的に用いる。もう1つのよくある例は，完璧主義者のクライアントである。このようなクライアントの場合は，中核モジュール3で説明するように，睡眠にあまり労力を割く必要はない。セラピストがルールを提供しても，彼らがすでに用いている睡眠のための厳格なルールの長いリストに追加されるだけある。興味深いことに，バイシー（Buysse DJ）ら（2010）は，不眠症と診断された人たち（彼らも不安を抱えていることが多い）は起床時刻は不規則だが，就床時刻に関しては睡眠の問題がない人たちと

比べて規則的であることを示した。このようなパターンを示す人には，より柔軟な就床・起床時刻を提案することを検討するのが良い。つまり，特定の時刻に寝たり起きたりすることを勧めるのではなく，"○○時前に寝て，○○時前に寝床から出る"ことを勧めてみてはどうだろうか。

セッションの構成

BOX1-3 に TranS-C の基本的なセッション構成を示す。また，主要な内容を簡単に説明する。

BOX1-3　セッションの基本構成

- セッションのアジェンダを設定する。
- クライアントと前回のセッションの振り返りを行う。
- 睡眠日誌を見直し，コメントする。
  - 直近 7 日間の就床時刻と起床時刻は規則的か不規則か？
  - 入眠潜時（眠いにつくまでの時間）が長い箇所はあるか？　どのくらい？
  - 一度入眠した後，長い時間覚醒していることがあったか？　その長さは？
  - 起床後，すぐにまた眠ることはあるか？
  - 夜間，何回覚醒するか？　どれくらいの時間か？
  - 仮眠はするか？
- 前回のセッションで出された目標とホームワークを確認する。
- クライアントの主な問題に取り組む。
- 次週の目標を設定し，ホームワークを出す。
- クライアントにセッションを要約してもらう。
- セッションへのフィードバックを求める。

アジェンダを設定する

CBT の一般原則と同様，すべてのセッションではアジェンダを設定することから始める。セッションで何をしたいかを言い，その議題がクライアントに受

け入れられるかどうかを確認し，何か議題に追加する必要があるかどうかクライアントに尋ねる。セッションの最初に設定したアジェンダが長くなり，退屈にならないように気をつける必要がある。声のトーンやアジェンダの内容に，ワクワク感やインスピレーションを加えるように工夫する。例えば，「睡眠はとても興味深いものです。なぜ，どのように眠るのか，その背後にある科学的な情報を共有できることを大変うれしく思います」といった具合である。

クライアントに前回のセッションのフィードバックを求める

　通常，次のアジェンダは，前回のセッションのフィードバックをクライアントに求め，前回のセッション内容に対する記憶を補完できるよう手助けする。例えば，「お会いしてから1週間ほど経ちましたね。前回のセッションでは何をしましたか？　セラピストは何を言いましたか？　セッションの内容のうち，何が特に役に立ちましたか？　あるいは，何が役に立ちませんでしたか？」，「前回のセッションを思い返して，何が一番印象に残っていますか？」クライアントが何も思い出せなくても問題ない。セラピストは，思い出すのに最も役立つポイントを2～3つ教えるとよい。これにより，主な治療内容の理解を促すことができる（Harvey et al., 2014）。

睡眠日誌の確認とコメント

　クライアントは毎回，記入した睡眠日誌をセッションに持参する。これは，現在の睡眠習慣と提案された介入の効果を把握するうえで重要な情報源である。睡眠日誌を見直すことで，新しい治療の提案に結びつく可能性がある。

前回のセッションで出された目標やホームワークを確認する

　クライアントはホームワークを完了したり，目標を達成することができたか？　クライアントは何を学んだか？　実行できなかった場合，なぜできなかったのか？　を確認する。

クライアントの主な問題に取り組む

　簡単な言葉で頻繁に要約するよう心掛ける。必要に応じてホワイトボードやペーパータブレットを使用する。セッション中やセッション間に行動実験を活用する。クライアントまたはセラピストが，セッションの要点を簡潔にまとめて，クライアントが持ち帰れるように書くとよい。

次週の目標やホームワークを設定する

クライアントが忘れないように，ホームワークを紙に書いて持ち帰ることを強く勧める。ホームワークの一覧の各項目について明確な根拠を示し，ホームワークとして取り組む活動がクライアントの治療目標とどのように関連しているかを説明する。セッションのなかで，その活動に取り組むためのスキルを練習し，ホームワークを実行するうえでの困難を予測し，クライアントに「どんなことがあると，これができなくなりますか？」と質問してから開始する。「ホームワークを通じて集めた情報をどのように使うか，何か考えていますか？」「ホームワークを妨げるようなことが思い浮かびますか？」「妨げるような状況や考えに，どう答えることができますか？」「今，その問題を克服できるような計画を立てることはできますか？」と尋ねることで，ホームワークの価値を強化する。

クライアントにセッションを要約するように求める

クライアントに，要点は何か，何を学んだかを尋ねる。例えば，「何か印象に残ったこと，必ず覚えておきたいことはありましたか？」などである。また，セッション内容への理解のギャップを埋められるよう，クライアントを手助けするとよい。

セッションのフィードバックを求める

セッションの中で不満足な点や役に立たなかった点がなかったかどうかを確認する。セッションがどうだったかについて，フィードバックを求める。例えば「私たちは何を言ったりしたりしましたか？　それは役に立ちましたか？　あるいは，役に立ちませんでしたか？

TranS-Cで用いられる主な介入方法

睡眠の心理教育

睡眠の心理教育をクライアントに提供するために，第3章に加え，いくつかのカテゴリーの付録，つまり資料を提供している。これらの資料は，付録2, 3, 6に収録されている。これらの資料をクライアントと協働で使用することで，主なトピックを扱う上で役立つような話のポイントやきっかけを得られる。

行動実験

　ベネット・レビー（Bennett-Levy）ら（2004）は，行動実験を次のように定義している。

　　　実験や観察に基づいた計画的な体験活動で，クライアントが……セラピーセッション中またはセッションの合間に行うものである。その実験デザインは，問題の……ケースフォーミュレーションから直接導き出される。実験の主な目的は，新しい情報を得ることであり，その情報をもちいて……［を含めて］……ケースフォーミュレーションの検証や新たなケースフォーミュレーションの開発をすすめる（p.8）。

　行動実験では，クライアントが主観的な感情だけに基づくのではなく，科学者が行うように，収集したデータに基づいて生活の中で判断することを促すものである。

　TranS-C のセッション中に実験を設定することを提案し，以降のセッションでそのような実験の例を紹介する。簡単な行動実験を 1 回行うだけで，非機能的な信念を深く否定したり，ある行動や思考が睡眠の問題の重要な原因であることを見事に証明したりすることが非常に多い。行動実験は，同じ問題について変化を促す上で，言葉で説明するよりもはるかに強力である（Harvey, Clark, Ehlers, & Rapee, 2000; Tang & Harvey, 2004）。実験によって，新しい思考，信念，行動を獲得し，それにより不安を減らし，睡眠を改善することができるという深い体験的な学習ができる。実際，TranS-C では，クライアント一人一人が新鋭の睡眠の科学者であると考えて臨むことが重要である。このアプローチはまた，好奇心と冒険心を刺激し，新しい行動を「一度だけ」試してみようという意欲を生み出すことがよくある。その結果，より健康的な新しい習慣を身につけるきっかけになることも少なくない。

　睡眠の問題に対する行動実験には，無限の可能性がある。後の章で説明するように，セッションの中で行う実験もあれば，セッションの合間にホームワークとして行う実験もある。後者は，セラピストからのテキストメッセージや電子メールによるサポートがあれば，実行しやすい（例えば，実験終了後すぐにクライアントがセラピストに実験の結果をテキストで送ることができる）。実験には観察を伴うもの（例えば，中核モジュール 3 で説明した調査実験）もあれば，実験的操作を伴うもの（例えば，中核モジュール 2 で説明したエネルギー

実験）もある。また，思考実験もあれば，行動の変化を伴う実験もある。

　ベネット・レビーら（Bennett-Levy et al., 2004）が明記しているように，行動実験を完遂するには6つのステップがある。①信念，思考，またはそれらのプロセスを正確に特定する，②その思考や信念をテストするための実験のアイデアをブレインストーミングする（非常に具体的に),③実験の結果について予測を立て，結果を記録する方法を考える，④実験を実践する際に生じうる問題を予測し解決方法をブレインストーミングする，⑤実践する，⑥実験を見直し結論を導く，などである。行動実験に関するその他のヒントは，BOX1-4 に示している。

BOX1-4　行動実験のためのヒント

行動実験を開発する場合：

- ターゲットとする領域について徹底的なアセスメントを行う。例えば，クライアントのカフェインの使用パターンを知らない場合，カフェインはターゲットにしない。

- 実験は，クライアントがあなたと一緒に取り組むことに合意した目標に沿うものにする。例えば，クライアントがカフェインの使用を減らすことに同意していない場合は，カフェインをターゲットにしない。

- 実験は短時間または一度だけにする。新しい睡眠パターンを試すには，1日または週末だけの実験とすると，多くのクライアントは受け入れやすくなる。多くの場合，新しい睡眠パターンを一度体験するだけで，クライアントはその新しい戦略を習慣的に実施することを検討するようになる。

- セッション間のサポートを提供することを検討する。私たちはしばしば,実験のためのセッション間のサポートを提供することがある。例えば，リラックスの手順に取り組む場合，「切り替えのための時間」（その人がリラックスの手順に切り替えたいと決めた時間）に数日，クライアントにメールを送ることができ，このサポートによって，その人が自分自身で切り替えを行うように変化することを手助けすることができる。何日サポートを続ければ"行動傾向"が生まれるのか，今後の研究が必要である。

- 非現実的な結果にこだわらない。以下のような理由で，睡眠パターンを変えてもすぐに体調が良くならないことがある。
  - 睡眠不足になると軽躁状態になり睡眠不足でも気分が良くなる人がいる。
  - クライアントの実感（例えば，疲れやすい）がターゲットになっている可能性がある。この習慣を変えるには，時間がかかる可能性がある。
  - クライアントが，倦怠感と退屈感を混同している可能性がある。
  - 睡眠不足が続いていたり，就床・起床時刻が不規則であったりする場合，体内時計を整えるのに 1 〜 3 週間かかることがある。したがって，「より注意力が高まる」を行動実験の結果にした場合，なぜこの変化がすぐには観察されないかをクライアントに説明することを検討する。

CBT スキル

　TranS-C では，セラピストのスキルである，誘導により発見（ガイデッド・ディスカバリー）を促すことが非常に重要である。セラピストは質問を投げかけることで，クライアントが現在の知識と経験を使いながら，自分で物事を組み立てて発見したり，新しい方法で証拠をつなぎ合わせたりするよう促す。そして，強い好奇心と協力的な姿勢を保ちながら，質問を行うことで，クライアントが自身の状況をさまざまな方法で観察できるようにし，自分自身で結論を導き出すことができるように手助けをする。これらの CBT スキルに馴染みのない読者は，それらが詳しく教えられている CBT の資料（J.S. Beck, 2011; Greenberger & Padesky, 2016; Wells, 1997）を参照することをお勧めする。

刺激制御法と睡眠制限法

　これらの介入は，寝床や寝室と，起きていることや眠れないことへの不安との関連が条件付けされている場合に用いられる。刺激制御法と睡眠制限法は，寝床と眠れないことの関連を断ち切り，寝床と眠ることの関連を回復させるようにデザインされている。リチャード・ブーツィン（Richard Bootzin）らが開発した刺激制御法（Bootzin, Epstein, & Wood, 1991）では，クライアントは眠

いときだけ寝床に行き，寝床は睡眠と性交渉にだけ使い，入眠できないときは寝床から出ることよう指示される。アーサー・スピールマン（Arthur Spielman）らが開発した睡眠制限法の基本的な考え方（Spielman, Saskin, & Thorpy, 1987）は，寝床にいる時間を制限して睡眠圧を最大限に高め，寝床と睡眠の関連性を強めるというものである。それは，床上時間を減らすことから始まる。より詳細な説明は，追加モジュール1にある。

その他の介入

　その他の介入としては，CPAP の使用に恐怖反応を示すクライアントに対するエクスポージャー療法（追加モジュール5），複雑な環境の見直しを行い，改善に向けた交渉に役立つコミュニケーションスキルを教えるためのロールプレイ（追加モジュール6），悪夢へ対応するためのイメージ・リハーサル療法（追加モジュール7）などがある。

思春期のクライアントの両親や保護者との協働

　思春期の若者は自立的であるため，TranS-C を思春期のクライアントに提供する場合，私たちは主に彼ら自身に焦点を当てることになる。それでも，両親や保護者は，治療による変化の受容と強化を促進し，自身の子どもを治療に参加させ続けるうえで，重要な役割を発揮する。不健全な力動を持つ家族の場合，両親と連絡を取り合うことで，セラピストが両親から睡眠の変化を不当に害されないようにすることができる。私たちは，規則正しい睡眠と覚醒のサイクルを確立するために，親が積極的に10代の子供をサポートするように援助し，親が望めば手助けをすることに，焦点を当てる。発達段階に応じて，各セッションの最後の5～10分間は，両親にも参加を促す。この時間には，セラピストのアシストにより，思春期のクライアントがセッションのまとめと来週の計画を話し，保護者に具体的な手助けを求めることもある。ただし，クライアントが両親や保護者をセッションに参加させたがらない場合には，本人の希望に沿うことが大切である。特にすでに年齢がある程度高い場合，睡眠をめぐって家庭内で多くの葛藤が生じていることがある。このような問題をセッション内に持ち込まない方がよい。その代わり，セッションとセッションの間に親に電話をかけると良い。

　また，次のような例では，両親や兄弟，その家に住んでいる人たちのスケ

ジュールを聞くことも非常に有効である。

　あるクライアントの父親は夜勤の仕事をしていて，夕方以降にクライアントである娘と特別な時間を楽しんでいた。
　父親のスケジュールを知ることは，父親と娘に就床時刻を早めるよう交渉する上で重要なことであった。娘が朝起きられるように，また，平日の夜は早く眠れるようにするための報酬として，父娘の特別な時間を土曜日の朝のブランチに移した。
　あるクライアントと朝のスケジュールを調整したところ，クライアントの母親が仕事に 30 分遅刻してしまい，母親を怒らせてしまった。母親に確認してから実施すべきだった。

両親や保護者に話をするときは，次のことを心がけるとよい。

- セッションに定期的に出席することの重要性を強調する。
- 睡眠日誌の記入の重要性を強調する。
- 動機づけを高めるような言葉を引き出す。
- 治療への障壁を克服するための計画を立てるのを助ける。
- 自分の役割を明確にする。
- 睡眠に関する興味深い資料や役に立つと思われる資料を共有する。

付録 10 にある子どもの睡眠指導における役割に関する資料も参照されたい。

いつも完璧に眠れる人はいない

　TranS-C で常に強調するのは，誰でも時に，特にストレスを感じたときに眠れないことがあり，それは普通である，ということである。クライアントは睡眠が改善した状態を維持し，治療終了後に時々起こる寝つきの悪さに対処するための道具や方法を身につけるうえで，重要になる。通常の睡眠についての説明として，誰もが通常，夜間に目覚めることがあり，そして誰もが夜ごとに睡眠に多少のばらつきがあると，説明する事は役立つ。また，中核モジュール 3 で説明した調査実験は，クライアントが通常の睡眠の実態を把握するのに役立つ。

本書の計画

　本章では，TranS-C の紹介，TranS-C の核となる理論および治療原則の概説，モジュールの構造や概要を示した。次の章では，睡眠の問題を抱えるクライアントにおける初期のアセスメントに焦点を当てる。また，アセスメントをとおして，どのようなクライアントが TranS-C に適しているかを判断する方法や，TranS-C の実施方法についてレクチャーする。第3章，第4章，第5章では，TranS-C を構成する横断的モジュール，中核モジュール，追加モジュールについてそれぞれ解説する。エピローグでは，アプローチのまとめと今後の方向性を概説する。

第 2 章

睡眠のアセスメント

　本章では，多肢にわたる睡眠の問題をアセスメントする方法を概説する。まず，睡眠歴に関する臨床面接のやり方を解説する。次に，最初のアセスメントと，TranS-C の進捗を把握するための適切な方法を解説する。測定方法を選択する際には，簡便な測定でクライアントの負担を減らしながらも，優れた測定方法を用いることが重要となる。さらに，TranS-C で治療できる睡眠障害や，睡眠専門医への紹介が必要となる睡眠障害について言及する。そして最後に，睡眠や概日リズムの問題における，その他の重要なアセスメント方法についても解説する。

　睡眠や概日リズムの問題を抱える児童思春期に対して，成長に応じたアセスメントを行うことは課題のひとつとなっている。本章を通じて，児童思春期に特化した手法についても学んでほしい。成人向けに開発され有効性が証明されている測定方法を児童思春期に対して使用する場合，多くの児童思春期のクライアントは 1 日に 8.5 〜 9.5 時間眠ることを考慮して解釈しなければならない。なお，成人の場合は推奨される睡眠時間は 1 日 7 〜 8 時間であり，高齢者の場合は 1 日 7 時間前後である。

睡眠の既往歴に関する臨床面接

主たる症状

　臨床面接（Harvey & Spielman, 2011）は，クライアントの主な症状が次のどれであるかを判断するところから始める。

- 不十分な睡眠
- 寝つきが悪い
- すぐに目が覚める
- 早朝に目が覚める
- 眠りが浅い，あるいは熟眠感の欠如
- 睡眠薬を服用しないと眠れない
- 眠りすぎる
- 眠ってはいけない時間に眠くなる
- 予期せず寝てしまう

　さらに，睡眠時間が短すぎる状態（例：不眠症），睡眠時間が長すぎる状態，睡眠の時間帯が普通でない状態（例：概日リズム睡眠・覚醒リズム障害），異常な体験を伴う睡眠（例：睡眠時随伴症，睡眠関連運動障害，睡眠時無呼吸）に関連する睡眠障害についても評価を行う（American Academy of Sleep Medicine, 2014; American Psychiatric Association, 2013）

頻度・変動性・睡眠習慣

　次に，睡眠の問題が起きる頻度，日ごとに変動があるか否かについて，より詳しく質問をする（Spielman & Anderson, 1999）。そのほか，クライアントがこれまで身につけてきた以下の睡眠習慣について，体系的にまとめておく。

- 就床時刻（クライアントの多くは睡眠時間を最大限に確保するために，とても早く床に就く）
- 寝床に入った後の活動状況
- 消灯時刻（明かりを消すことの決め方を含めて）
- 入眠潜時（明かりを消してから実際に眠りにつくまでの時間）
- 中途覚醒（目を覚ます回数，タイミング，覚醒時間について。特に，覚醒による苦痛とそれにどのように対処しているか）
- 覚醒時刻（環境要因によって決定される可能性があり，変動することもあれば変動しないこともある。変動しない場合は，概日リズムもの問題のことがある）
- 起床時刻（寝床にぐずぐず留まり，二度寝することもあるか？二度寝する場合，睡眠衛生の悪化を意味する）

・総睡眠時間（TST: Total sleep time）（平日と休日で違いがあるか？）

さらに，睡眠に問題が生じる前に，睡眠と日中の活動が機能していたか否かについて評価しておくと，治療に役立つ。

日中機能

日中の機能障害は睡眠障害の本質的な特徴である（American Academy of Sleep Medicine, 2005; American Psychiatric Association, 2013; Edinger, Bonnet, et al., 2004）。そのため，睡眠の問題が日中機能にどの程度影響しているか確認する。日中機能とは，仕事，社会生活，家族生活，余暇活動をさしている。

精神科既往歴

精神疾患の併存状況の把握にあたっては，精神疾患の診断と統計マニュアル（DSM）を用いた構造化面接（Structured Clinical Interview for DSM Disorders [SCID]），あるいは，うつ病症候学評価尺度（Inventory of Depressive Symptomatology [IDS]）ベック抑うつ質問票（Beck Depression Inventory II [BDI-II]），および，成人向けの状態－特性不安検査（State-Trait Anxiety Inventory for Adults [STAI-AD]）などの気分を評価する質問票を使用する。児童思春期のクライアントに関しては，子ども用抑うつ評価尺度（Children's Depression Rating Scale [CDRS]）および，児童青年の不安状態について多面的に評価する自記式質問紙法（Multidimensional Anxiety Scale for Children [MASC; または，これに相当する質問票]）を使用するとよい。気分障害は最も一般的な併存症状であるため，一般的な感情評価尺度を使用する。

既往歴と睡眠薬

痛みや不快感，治療の副作用は，健康な睡眠を妨げることも多い。そのため，クライアントの病歴，現在の健康状態，薬の服用状況の把握は必須となる。服用中の薬については，薬の種類，服用量，服用時刻，使用頻度，服用を中止した場合の離脱症状，耐性の程度に関する情報を得る。睡眠薬の使用に関する情報を集める場合，いつ，どのように睡眠薬を使用することを決めるのかについても確認する。睡眠薬なしで眠りにつこうとするが，寝床の中で眠れるかどう

か悶々とし，睡眠薬を飲もうか迷い，数時間後に睡眠薬を飲み，起床時にその効果に苦しんでいるかもしれない。ただ，多くのクライアントは，まだ眠気もない時に，睡眠薬を飲めば眠れると思い，睡眠薬をかなり早めの段階で飲む。睡眠薬は，完全に目が覚めている人間を眠らせるためのものではないため，このような服用のしかたでは，実際に必要とされるよりもかなり強い睡眠薬を使用することになる。また，睡眠薬をかなり早く飲むと，自然で妥当な眠気の頂点が訪れる前に眠ることになってしまう。さらに，睡眠圧が頂点に達するかなり前に睡眠薬を飲んでしまうため，潜在的な眠る力を見過ごしてしまう可能性がある。

睡眠および概日リズムのアセスメント

　PROMIS Sleep Disturbance Scales（Buysse et al., 2010; Yu, Buysse, Germain, & Moul, 2012）および PROMIS Sleep-Related Impairment Scales（Buysse et al., 2010; Yu et al., 2012）は，それぞれ夜間睡眠および日中の機能障害を簡便かつ包括的に測定するもので，妥当性の高さも示されている。言うまでもなく，夜間睡眠と日中機能はどちらも TranS-C の重要な治療対象である。「1 "全く当てはまらない"」から「5 "とても当てはまる"」までを選択する形式のもので，8 項目の短縮版もある。これらの尺度は，特定の睡眠関連疾患（例：不眠症あるいは睡眠時無呼吸）の診断を維持するために開発されたものではないため，TranS-Cにとってはむしろ都合がいい。TranS-C が対象とする全般的な睡眠の問題や概日リズムの問題を，幅広く把握することができるように作られているからである。

睡眠日誌

　睡眠日誌を毎日つけることは，睡眠の問題を評価するうえで重要となる。理想的には，少なくとも TranS-C を開始する 7 〜 14 日前には睡眠日誌をつけ始めてほしい。可能であれば，新規のクライアントが予約した際に，睡眠日誌とその書き方を一緒に送付し，最初のセッションに持ってきてもらうようにする（睡眠日誌とその書き方については，付録 11 を参照）。あるいは，最初のセッションで睡眠日誌を渡して，書き方を説明し，2 回目のセッションに記入したものを持ってきてもらってもよい。この場合，2 回目のセッションで睡眠日誌に関するアセスメントを行う。

全てのクライアントに睡眠日誌の書き方を指導することは，極めて重要である。指導方法は，紙に書かれたものを渡しても，口頭で直接説明してもよい。直接指導する場合，クライアントの“昨夜”の睡眠について，その場で一緒に睡眠日誌に記入してみると理解しやすい。実際に入眠した時刻と寝床に入った時刻との区別，最後に目覚めた時刻と起床時刻との区別に気をつけなければならない。さらに，いったん眠りについた後に途中で目覚めた回数と時間の長さも記入してもらう必要がある（例：夜中に3回目が覚めて30分間起きていた，と記入していた場合，目が覚めるごとに30分間起きていたのか，目が覚めていた時間の合計が30分間なのかも明確にしてもらう）。睡眠日誌をつけることが，治療において非常に重要な役割を果たすことをクライアントに説明することも重要である。睡眠日誌の情報をもとに，治療効果を毎週確認し，治療計画を修正・調整するのである。経験則では，毎朝起きてから2分以内に記入するのがよい。こうすることで，充分正確な睡眠のデータを得ることができるうえ，睡眠時間を気にしすぎることを防ぐねらいもある。

　睡眠日誌には様々な種類があり，なかには特定のクライアントに向けた形式のものも存在するため，注意する（例えば，小さな子ども向けに簡略化されたものなど）。カリン・カーニー（Colleen Carney）ら（2012）は，専門家による意見と定性的な臨床でのデータをもとに，標準的な睡眠日誌を開発した（付録11にある睡眠日誌と記入方法はこの合意のとれた睡眠日誌をもとにしている）。著者らは，多様な睡眠の問題をカバーできる睡眠日誌になるよう，「中核」となる質問項目で構成するよう提案している。中核となる質問とは次のとおりである。①「何時に寝床につきましたか？」，②「何時に眠ろうとしましたか？」，③「眠りにつくまで，どれくらいかかりましたか？」，④「途中で何度目が覚めましたか？（最終的な覚醒は含めない）」，⑤「夜中に目が覚めた場合，目が覚めていた時間の合計はどれくらいでしたか？」，⑥「最終的に目覚めた時刻は何時でしたか？」，⑦「その日は，何時に布団から出ましたか？」，⑧「睡眠の質はどれくらいでしたか？（「低い」から「とても高い」で評価する）」，⑨「睡眠に関して何かコメントしたいことがありますか？」。このような中核的な質問は，前述した推奨される睡眠日誌の形式にも完全に一致しており，治療に重要なパラメータを導き出すことができるようになっている（Buysse, Ancoli-Israel, Edinger, Lichstein, & Morin, 2006）。

　クライアントには毎朝，自宅で睡眠日誌を記入してもらう。来院したら，セラピストは睡眠日誌を確認して全体的なパターンを把握する（これについては次のセクションで解説する）。また，セラピストは簡単な計算を行うことで，睡

眠日誌の価値を最大限に引き出せる。計算によって導き出せる重要な変数には，床上時間（TIB），総睡眠時間（TST），睡眠効率（SE），睡眠中央時刻（MST）がある。睡眠日誌から毎日の数値を算出し，さらに数日間あるいは1週間の平均値を算出する。BOX 2-1 に，これらの計算方法の詳細をまとめる。これらの計算をコンピュータで行う機器を所有している者もいるが，普通の電卓でも十分に計算できるものばかりなので安心してほしい。

BOX2-1　睡眠日誌から主要な変数を計算する方法（セラピスト向け）

　睡眠日誌から個人の睡眠時間を計算することは TranS-C を行ううえで極めて重要であるが，次の3つの理由により，扱いにくい場合もある。①時間は「時間」と「分」を単位として測定されることが多いが，計算は小数を使って「分」に換算した方がずっと簡単になる。②夜中の就床時刻は，計算上の間違いを起こしやすい，③午前と午後の区別がつかない人が多い（24時間制は更に分からない人が多い！）。患者の睡眠日誌から主要変数を計算する方法を，ここで簡単に説明しておく。最初は少し混乱するかもしれないが，慣れれば簡単だ。計算する際には，電卓を使用することを推奨する。

　睡眠日誌を最大限に活用するには，次の4つの変数を算出する必要がある。

1. **床上時間（TIB：Time in bed）**：寝床にいた時間の合計，患者が夜，最初に床についてから，朝，床を出るまでの時間。
2. **総睡眠時間（TST：Total sleep time）**：実際に眠った時間の合計，床で目が覚めていた時間は除く。
3. **睡眠効率（SE：Sleep efficiency）**：TST/TIB × 100 で算出。100を掛けるのは，睡眠効率をパーセント（%）で表すためで，床上時間における実際の睡眠時間の割合を表す。
4. **睡眠中央時刻（MST：Midsleep time）**：睡眠時間（夜に寝床についてから，朝に寝床から出るまで）の中央時間。

　毎晩の変数を計算したら，1週間の平均値を算出することができる（1週間ではなく，睡眠日誌をつけた日数により，任意の日数の平均値を出すこともできる）。

第2章　睡眠のアセスメント　　55

はじめに

はじめに「時間」と「分」で書かれた時間を「分」に換算すると，計算しやすい。「時間」を「分」に換算するには，「時間」に 60 を掛ける。

$$分＝睡眠日誌にある「時間」× 60$$

例えば，6 時間は次のように分に換算する。

$$分＝ 6 時間× 60 分＝ 360 分$$

この換算は，時間の合計（例：入眠潜時，目が覚めている時間）や睡眠日誌にある時刻を計算する際に使用できる。
　例：

$$入眠潜時 1:25（1 時間 25 分）＝$$
$$（1 × 60）分＋ 25 分＝ 60 分＋ 25 分＝ 85 分$$

$$午前 6:30 起床＝ 6 時間＋ 30 分＝（6 × 60）＋ 30 ＝$$
$$360 ＋ 30 ＝真夜中から 390 分$$

計算を簡単にするヒント：真夜中から正午までの時刻を正の数，正午から真夜中までの時刻を負の数と考える。正午から真夜中までの時刻は，「午後」時刻を分に換算したものから 720 を引く。こうすることで，床上時間と睡眠の中央時刻の計算が簡単になる。
　例：

$$起床時刻:午前 6:30 ＝$$
$$6 時間＋ 30 分＝（6 × 60）＋ 30 ＝ 360 ＋ 30 ＝真夜中から 390 分$$

$$就床時刻：午後 11:15 ＝ [（11 時間× 60 分）＋ 15 分] － 720 ＝$$
$$[（660）＋ 15] － 720 ＝ 675 － 720 ＝－45 分$$

「－45 分」は真夜中まで 45 分を意味することに注意する。
「分」を再び「時間・分」に換算するには，最初に合計「分」を 60

で割り，次に，商の小数部分に60を掛ける。

例：

$$443 \text{分} = 443 \text{分} / 60 \text{分} = 7.38 \text{時間} =$$
$$7 \text{時間} + (0.38 \text{時間} \times 60 \text{分}) = 7 \text{時間} + 23 \text{分} = 7:23$$

床上時間（TIB）の計算

1. 就床時刻を「分」で計算する
2. 起床時刻を「分」で計算する
3. 起床時刻から就床時刻を引く

例えば，就床時刻が午後10:30で，起床時刻が午前7:15の場合，

$$就床時刻 = 午後 10:30 = [(10 \times 60) + 30] - 720 =$$
$$[600 + 30] - 720 = 630 - 720 = -90 \text{分}$$

$$起床時刻 = 午前 7:15 = (7 \times 60) + 15 = 420 + 15 = 435 \text{分}$$

$$床上時間（TIB）= 起床時刻 - 就床時刻 = 435 - (-90) =$$
$$435 + 90 = 525 \text{分}$$

525分を「時間」に換算すると，525分 = 525/60 = 8.75時間 =
8時間 + 0.75時間 = 8 + (0.75 × 60) = 8時間45分 = 8:45

総睡眠時間（TST）の計算

1. 「眠ろうとした時刻」と「覚醒時刻」の差を「分」で計算する
2. 入眠潜時を「分」で計算する（必要な場合）
3. 中途覚醒時間（WASO: wake after sleep onset）の合計を「分」で計算する
4. 総睡眠時間（TST）= [（「眠ろうとした時刻」と「最終的に目が覚めた時刻」の差）-（入眠潜時 + 中途覚醒時間 [WASO]）]

　例えば，午後10:45に眠ろうとしたが，実際に眠りに就くまで30分かかり，夜中に3回目が覚め，合計で1時間10分目が覚め，最終的に午前6:50に起床したとする。

まず，「眠ろうとした時刻」と「最終的に目が覚めた時刻」を「分」に換算する。

午後 10:45 ＝ ［(10 × 60) ＋ 45］ － 720 ＝ ［600 ＋ 45］ － 720 ＝
645 － 720 ＝ －75 分（真夜中まで）

午前 6:50 ＝ (6 × 60) ＋ 50 ＝ 360 ＋ 50 ＝ 410 分（真夜中から）

「眠ろうとした時刻」と「最終的に目が覚めた時刻」を「分」で計算する。

410 － (－75) ＝ 410 ＋ 75 ＝ 485 分

入眠潜時 ＝ 30 分

中途覚醒時間（WASO）＝ 1:10 ＝ (1 × 60) ＋ 10 ＝ 60 ＋ 10 ＝ 70 分

入眠潜時 ＋ WASO ＝ 30 分 ＋ 70 分 ＝ 100 分

総睡眠時間（TST）＝
［(「眠ろうとした時刻」と「最終的に目が覚めた時刻」の差）－
（入眠潜時 ＋ WASO の合計）］＝ 485 分 － 100 分 ＝ 385 分

TST を時間と分に換算する：

385 分 ＝ 385／60 ＝ 6.42 時間 ＝ 6 時間 ＋ 0.42 時間 ＝
6 時間 ＋ (0.42 × 60) 分 ＝ 6 時間 25 分 ＝ 6:25

睡眠効率（SE）の計算

1. 床上時間（TIB）を計算する
2. 総睡眠時間（TST）を計算する
3. 睡眠効率（SE）＝（TST ／ TIB）× 100
前述した例では，TIB ＝ 525 分，TST ＝ 385 分。つまり，

SE ＝（TST／TIB）× 100 ＝（385／525）× 100 ＝ 0.73 × 100 ＝ 73％

睡眠中央時刻（MST）の計算

1. 「眠ろうとした時刻」と「起床時刻」を「分」に換算する
2. 「起床時刻」と「就床時刻」の差を計算する
3. その差を 2 で割る
4. 「起床時刻」から 3 で計算した時間を引く
5. 週の平均を計算してから，「分」を「時間と分」に換算する

　上記の例では，「就床時刻」は−90 分（つまり，深夜 0 時の 90 分前，午後 10:30）であり，「起床時刻」は 435 分（つまり，深夜 0 時から 435 分，午前 7:15）であった。そのため，この差は，525 分となる。この差を 2 で割る。

$$525 / 2 = 262.5 \text{ 分}$$

「起床時刻」からこの差を引く。

$$435 - 262.5 = 172.5 \text{ 分（深夜 0 時から）}$$

これを「時間と分」に換算する。

$$172.5 \text{ 分} = 172.5 / 60 = 2.9 \text{ 時間} = 2 \text{ 時間} + 0.9 \text{ 時間} =$$
$$2 \text{ 時間} + (0.9 \times 60) \text{ 分} = 2 \text{ 時間} + 54 \text{ 分} = 2:54$$

この晩の睡眠中央時刻（MST）は，午前 2:54 となる。

最後に

　床上時間（TIB），総睡眠時間（TST），睡眠中央時刻（MST）の週あたりの平均値を計算する場合，「分」で計算し，最後に「時間と分」に換算する方がずっと簡単である。つまり，毎日の変数を「分」で計算するのである。1 週間の平均値を「分」で求め，それを「時間・分」に換算する。電卓を使って，更に計算時間を短縮しよう！

睡眠日誌に項目を追加して，日中のエネルギーや悪夢を見る頻度など，その他の治療対象の症状もモニタリングすることも可能である。また，アルコールやカフェインの摂取，睡眠薬の服用，仮眠，運動に関する質問を加えれば，睡眠の問題をより詳細に分析するのに役立つ。

睡眠日誌を毎日つけることの重要な利点として，記憶や情報に対する思い込みを減らすことが挙げられる。もし過去一週間や過去一カ月の平均睡眠時間をまとめてさかのぼって報告するとしたら，睡眠日誌に記録される睡眠時間と長さは，最も印象に残っている日か，最近の睡眠に影響されることになる。睡眠日誌を起床直後に記録することで，このような思い込みを避けることができる。

紙媒体の睡眠日誌は費用が安く簡単だが，インターネットを利用した睡眠日誌や電子媒体の睡眠日誌を使用することもできる(Edinger, Means, Stechuchak, & Olsen, 2004)。後者の媒体を使用すると，効率と正確性が増すことになる。入力時刻が記録されるため，睡眠日誌が毎朝記録されたことを確認できるからだ。

睡眠日誌をつけることのさらなる利点として，自分の睡眠を記録することで睡眠に対する自覚が高まり，治療効果が上がることが挙げられる（Morin, 1993）。睡眠日誌を数日間つけることで，クライアントは自分の記録から，考えていたよりも十分な睡眠を取れていることを理解できる。こうして，自分の睡眠への不安が少なくなり，さらによく眠れる心理状態に至ることができる。また，睡眠日誌をつけることにより，自分の睡眠スケジュールが不規則なときに睡眠状態が悪くなることを自覚するようになり，スケジュールを調整することで，自分で睡眠状態を改善できるようになる。

クライアントに治療セッションの期間中は睡眠日誌をつけるように指示する際，睡眠日誌をつける根拠を説明することは重要である。例えば，「睡眠日誌をつけることは，この治療プログラムでは重要な位置を占めている。睡眠日誌を使って，あなただけの治療計画を立てたり，治療の進捗状況をモニタリングしたりすることができるのです。」といったように説明する。実際に，治療当初の睡眠の問題の状態と深刻度を文書にすること，毎晩の睡眠パターンを評価すること，睡眠を改善あるいは悪化させる要因を特定すること（これらの要因については，睡眠日誌の裏や別のモニタリング用紙にメモ書きしておくようクライアントに依頼しておく），総合的な治療の進捗状況をモニタリングすること，特定の治療モジュールの進捗を評価することにおいて，睡眠日誌は必須となる。

クライアントが自分の睡眠をモニタリングせず，睡眠日誌を持参しない場合，効果的な治療を行うことは困難になる。状況を簡潔に説明し，次週には睡眠日誌を持参するように促さなければならない。睡眠日誌を持参しなかったセッ

ションでは，前の晩の睡眠日誌を記入してもらい，それが典型的な睡眠パターンであるかを確認する。こうすることで，その週の睡眠パターンを引き出すことができる。ただし睡眠日誌を記録していない場合，一週間ぶんの睡眠を思い出してもらうことは推奨できない。人間の記憶は正確ではないし，時間ばかりかかってしまう。

睡眠日誌に正確な時刻を記入するため時計を見ることも，推奨できない。実際に時計を見ることで不安が増し，かえって睡眠を正確に記録できなくなることが示されている（Tang, Schmidt, & Harvey, 2007）。代わりに，クライアントには，推測や「勘」で記録するように指導する。推測で十分であり，完全に正確である必要はない（そんなことはできっこない！）。正確性ではなく，毎朝睡眠日誌を書くということの方が大切なのだ。

睡眠日誌を毎朝書くよう促すため，睡眠日誌を書く時刻（例えば朝食時）と場所（例えば台所）を決めておくように指示する。

各セッションの始めに，睡眠日誌の次の項目を確認する。

- 7日間に寝床についた時間を確認。7日間の就床時刻は規則的か不規則か？
- 7日間に起床した時間を確認。7日間の起床時刻は規則的か不規則か？
- 入眠潜時が長い日があるか？　何日？　長さはどれくらい？
- 睡眠開始後に長く目が覚めていたか？　何日？　どれくらい起きていた？
- 午前中に二度寝しているか確認する（つまり，目が覚めたあとも床に留まる）。
- 夜間に目を覚ましているか確認する――何回目を覚ましたか，どれくらいの時間目を覚ましていたか？
- 仮眠をしているか？

このように毎週，睡眠日誌をクライアントと一緒に確認することは，TranS-Cの治療を行うための基礎となる。

スリープヘルスの6つの側面を機能させる

健康的な睡眠を確保することは，TranS-Cの中心的な目標である。睡眠日誌とPROMIS尺度を使用して，第1章で紹介したスリープヘルスの6つの側面を機能させるようにクライアントに推奨している。図2-1の睡眠日誌は，6つの側面をカバーする質問がリストアップされている。図2-1の最後の4項目は，重要な4つの指標を導くもので，治療者はこれらを計算する（計算方法はBOX

2-1 を参照）。これらの変数については，大まかな数値でも構わない。

- **規則性**：睡眠日誌を使用して睡眠中央時刻（MST）を計算する。図 2-1 の例では，1 週間の MST 平均は午前 4：24 となる。睡眠日誌では睡眠の中央時刻の変動が見られるため，日々の変動を減らすことがこのクライアントの治療目標となる。
- **満足度**：睡眠日誌にある睡眠の質に関する質問（項目 11），あるいは PROMIS Sleep-Related Impairment Scales を使用する。図 2-1 の例のように，睡眠の質は日によって異なる。そのため，TranS-C による睡眠の質の向上もこのクライアントの治療目標となる。
- **覚醒度**：睡眠日誌（項目 1）にある，仮眠の回数／長さ，あるいは PROMIS Sleep-Related Impairment Scales のうち日中の眠気に関する質問を使用する。夕方以降の仮眠や長い時間の仮眠は悪影響があるが，図 2-1 の仮眠のパターンでは，午後 3：00 より前に 20 分だけ仮眠をとっている。この程度であれば睡眠の恒常性維持機構による睡眠圧の再調整が十分に行われるため，夜間睡眠にはほとんど影響しない。
- **タイミング**：睡眠中央時刻（MST）を計算する。健常者のデータでは MST はたいてい午前 2：00 ～ 4：00 の範囲である。図 2-1 の MST は，この範囲を逸脱してしまっている。
- **効率**：睡眠日誌から，睡眠効率あるいは総覚醒時間を使用する。図 2-1 の例では，睡眠効率は 33 ～ 95％である。平均睡眠効率が 85％未満の場合，睡眠効率改善の介入が必要となる（高齢者の場合，カットオフ値は 80％未満）。
- **睡眠時間**：睡眠日誌を基に平均総睡眠時間（TST）を評価する。図 2-1 では，TST は 1 日 3 時間から 9 時間までと差がある。成人の場合，推奨される睡眠時間は 7 ～ 8 時間である。

　各項目の改善状況は，治療期間中に睡眠日誌の記録を続けることで確認が可能である。

私の睡眠日誌

日付	例 2017/1/9	2017/7/26	2017/7/27	2017/7/28	2017/7/29	2017/7/30	2017/7/31	2017/8/1
曜日	月曜	水曜	木曜	金曜	土曜	日曜	月曜	火曜
いつの夜の眠り？	日曜	火曜	水曜	木曜	金曜	土曜	日曜	月曜
1. 昨日の昼寝の時刻と長さを列挙してください	午前11:30～11:45 午後3～5	0	午後2時 20分間	0	0	午後1時 20分間	0	0
2a. 昨日はお酒を何杯飲みましたか？	2 杯	0 杯	0 杯	0 杯	0 杯	0 杯	0 杯	0 杯
2b. 最後にお酒を飲んだのは何時ですか？	7:30 午前/（午後）	なし 午前/午後	なし 午前/午後	なし 午前/午後	なし 午前/午後	なし 午前/午後	なし 午前/午後	なし 午前/午後
3a. 昨日はカフェインを何杯飲みましたか？（コーヒー、紅茶、緑茶、ソーダ、エナジードリンクなど）	3 杯	0 杯	0 杯	0 杯	2 杯	0 杯	1 杯	0 杯
3b. 最後にカフェインを飲んだのは何時ですか？	8:00 （午前）/午後	なし 午前/午後	なし 午前/午後	なし 午前/午後	なし 午前/午後	なし 午前/午後	なし 午前/午後	なし 午前/午後
4. 昨夜は何時に布団に入りましたか？	12:45 （午前）/午後	1:30 （午前）/午後	11:45 午前/（午後）	11:30 午前/（午後）	11:00 午前/（午後）	11:00 午前/（午後）	4:00 （午前）/午後	10:30 午前/（午後）
5. 何時に眠ろうとしましたか？	1:15 （午前）/午後	1:30 （午前）/午後	11:45 午前/（午後）	11:30 午前/（午後）	11:00 午前/（午後）	11:00 午前/（午後）	4:00 （午前）/午後	11:00 午前/（午後）
6. 寝つくまでにどれくらい時間がかかりましたか？	30 分	30 分	30 分	30 分	0 分	20 分	20 分	30 分
7. 最後の起床を除いて、途中で何回目が覚めましたか？	2 回	2 回	2 回	1 回	0 回	2 回	0 回	2 回

8. そのとき、それぞれどれくらいの長さ起きていましたか？	1回目 30分 2回目 1時間30分 3回目 30分	1回目 30分 2回目 30分 3回目	1回目 3時間 2回目 1時間45分 3回目	1回目 3時間30分 2回目 3回目	1回目 30分 2回目 0分 3回目	1回目 30分 2回目 0分 3回目	1回目 30分 2回目 10分 3回目	1回目 20分 2回目 20分 3回目 20分
9. 最終的に目覚めた（起床）時刻は何時ですか？	午前 7:45	午前 9:30	午前 8:00	午前 7:00	午前 8:00	午前 8:00	午前 7:30	午前 7:40
10. 実際に布団から出たのは何時ですか？	午前 7:45	午前 9:30	午前 11:00	午前 7:00	午前 8:30	午前 9:00	午前 7:30	午前 8:00
11. 昨夜の眠りの質は1〜7のうち何点ですか？ 1　2　3　4　5　6　7 ←質が悪い　　質が良い→	5 （質が悪い）	5	2	3	7	4	5	4
以下，臨床家記載欄								
総就床時間 (TIB)		8 時間 0 分	11 時間 15 分	7 時間 30 分	9 時間 30 分	10 時間 0 分	3 時間 30 分	9 時間 30 分
総睡眠時間 (TST)		6 時間 30 分	3 時間 45 分	4 時間 0 分	9 時間 0 分	7 時間 40 分	3 時間 10 分	7 時間 30 分
睡眠効率 (SE)		81%	33%	53%	95%	77%	90%	79%
睡眠中点 (MST)		午前5:30	午前5:24	午前3:15	午前3:45	午前4:00	午前5:45	午前3:15

週間平均
TIB：8時間28分
TST：5時間56分
SE：72.7%
MST：午前4:24

図 2-1　睡眠日誌の記入例

TranS-Cのモジュールに関するアセスメント

表2-1は，各TranS-Cモジュールに関して推奨されるアセスメントを示している。TranS-Cモジュールの多くは，睡眠日誌，あるいは第3章で説明するケースフォーミュレーション中に収集した情報（横断モジュール1）から評価することができる。しかし，これにはいくつかの例外もある。

第1に，日中機能の改善を扱う中核モジュール2には，眠気と疲労を区別するため，2つのアセスメントがある。この2つの区別は重要である。眠気とは，意図せずに眠くなり覚醒していることが困難であることを意味する。眠気については，エプワース眠気尺度（Johns, 1991）を使用し，疲労については疲労重症度尺度（Krupp, LaRocca, Muir-Nash, & Steinberg, 1989）を使用する。不眠症の基準を満たすクライアントは，疲労を訴えることが多いが，眠気は訴えない場合が多い（Stepanski, Zorick, Roehrs, Young, & Roth, 1988）。

第2に，睡眠に対する非機能的な信念と態度質問票（DBAS: Dysfunctional Beliefs and Attitudes about Sleep scale; Morin, 1993）は，睡眠に関する非機能的な信念を評価するもので，中核モジュール3で必要となる。この尺度は，30項目から構成される自記式尺度で，不眠症の原因となる睡眠に関する幅広い認知（信念，態度，予想，帰属）を測定するものである。このような認知は，(1)睡眠に関する予期，(2)不眠の原因，(3)自覚的な不眠症状，(4)不眠症に関する不安／無力感，の4つに分類される。この尺度のスコアが高くなるほど，非機能的な信念が大きいことを意味する。16項目の簡易版も有効性が認められていて（Espie, Inglis, Harvey, & Tessier, 2000），さらに，10項目の子ども向け尺度も開発されている（Blunden, Gregory, & Crawford, 2013; Gregory, Cox, Crawford, Holland, & Harvey, 2009）。

第3に，Anxiety and Preoccupation about Sleep Questionnaire(APSQ; Jansson-Fröjmark, Harvey, Lundh, Norell-Clarke, & Linton, 2011; Tang & Harvey, 2004)は，睡眠に対する不安について評価するもので，追加モジュール4を行う必要があるかを判断する際に使用される。追加モジュール4は，睡眠関連の不安と不眠症を解消するものであるが，APSQは治療効果への反応性が高い（Harvey, Sharpley, Ree, Stinson, & Clark, 2007）。

第4に，追加モジュール5が必要であるかを判断する。追加モジュール5では，CPAP Habit Index（Broström et al., 2014）を使用して，CPAP使用状況や睡眠時無呼吸の治療に対するアドヒアランスを評価する。より詳細に評価するなら，

第2章　睡眠のアセスメント　65

表 2-1　TranS-C モジュールのための評価

TranS-Cに共通の問題	アセスメント指標	項目数	形式
中核モジュール1，パートA：規則正しい就床・起床時刻の確立	睡眠日誌		
中核モジュール1，パートB：リラックスの手順を身につける	横断モジュール1		
中核モジュール1，パートC：目覚めの習慣を身につける	横断モジュール1		
中核モジュール2：日中機能の改善	エプワース眠気尺度	8	4段階評価（0 =「全くない」，3 =「全く当てはまる」）
	疲労重症度尺度	9	7段階評価（1 =「全くそうは思わない」，7 =「強くそう思う」）
中核モジュール3：睡眠に関連する信念の検討	睡眠に対する非機能的な信念と態度質問票	30 or 16	11段階評価（0 =「全くそうは思わない」，10 =「強くそう思う」）
追加モジュール1：睡眠効率の改善	睡眠日誌		
追加モジュール2：床上時間の短縮	睡眠日誌		
追加モジュール3：睡眠相後退または前進の調整	睡眠日誌		
追加モジュール4：睡眠に関する心配や過覚醒を減らす	Anxiety and Preoccupation about Sleep Questionnaire	10	10段階評価（1 =「当てはまらない」，10 =「とても当てはまる」）
追加モジュール5：CPAPのアドヒアランス改善／閉所恐怖へのエクスポージャー療法	CPAP Habit Index	5	5段階評価（下位尺度により，1～5が変化する）
	Attitudes toward CPAP Use Questionnaire	34	5段階評価（1 =「強くそう思う」，5 =「全くそうは思わない」）
追加モジュール6：複雑な睡眠環境の見直し	横断モジュール1		
追加モジュール7：悪夢への対応	睡眠日誌		

Attitudes toward CPAP Use Questionnaire (Stepnowsky, Marler, & Ancoli-Israel, 2002) の使用も有効だ。この質問票には，自己効力感（5項目；例："CPAP を定期的に使用する自信がある"），結果予期（2項目；例："睡眠時無呼吸をコントロールするため，CPAP を定期的に使用することに，どれほどの重要性があると考えているか？"），社会的サポート（9項目；例："CPAP を定期的に使用するため，サポートしてくれる人がいる"），知識（12項目；例："睡眠時無呼吸の主な症状には日中の過度の眠気がある"）が含まれている。

一般的な睡眠障害のアセスメント

睡眠障害スクリーニングのための構造化面接

　睡眠障害に対するデューク構造化面接（DSISD: Duke Structured Interview for Sleep Disorder）は，構造化された質問で構成され，精神疾患の診断と統計マニュアル第5版（DSM-5：Diagnostic and Statistical Manual of Mental Disorders; American Psychiatric Association, 2013）および 睡眠障害国際疾病分類第3版（ICSD-3: International Classification of Sleep Disorders; American Academy of Sleep Medicine, 2014）により，睡眠障害を効率的に診断することができる。面接の各セクションは，スクリーニングの質問から始まる。これにより症状が認められると，関連質問がつづく。症状が認められない場合，関連質問は行わず，評価者は次のカテゴリーのスクリーニングに移る。DSISD では，不眠症診断，その他の睡眠障害，それと日中の過剰な眠気を伴う睡眠障害の3つのセクションに分類される。

追加的な質問票によるアセスメント

　睡眠障害に対するデューク構造化面接に，8項目からなる閉塞性睡眠時無呼吸向けの STOP-BANG 質問票（Farney, Walker, Farney, Snow, & Walker, 2011）や，10項目からなる International Restless Legs Syndrome Study Group（IRLSSG; Walters et al., 2003）を補足することで，閉塞性睡眠時無呼吸（OSA: obstructive sleep apnea）や，むずむず脚症候群（RLS: Restless Leg Syndrome）をスクリーニングできる。どちらの尺度も妥当性は確かめられているが，いくつか限界もある。第1に，自記式の回答では，これらの睡眠障害を検知するう

えで感度に限界がある。陽性とされた場合，医療機関に紹介して専門医による検査と治療を受けることを考慮しなければならない。第2に，STOP-BANG質問票では，首のサイズ，体重，身長の測定を行うため，測定をおこなうアシスタントが必要となる場合もある。OSAやRLSのクライアントも，睡眠や概日リズムに関する問題を複数抱えている場合が多いため，TranS-Cによる介入を行うことは有効である。

TranS-Cが有効となる睡眠障害

不眠症

　不眠症とは，寝つきが悪い，睡眠を維持できない，極端に早く目が覚めてしまう，のいずれかによって，日中機能に支障がある状態をさす。クライアントには睡眠をとる機会が十分ある，ということが重要な前提である。

　不眠症にはさまざまな定量的基準がある。DSM-5では，不眠症とは症状が週に「少なくとも3日」あり，それが「少なくとも3カ月」続く場合と定義している（American Psychiatric Association, 2013, p.362）。リッチステイン，デュレンス，テイラー，ブッシュ，レイデル（Lichstein, Durrence, Taylor, Bush, Riedel）(2003) は，自己報告の入眠潜時（SOL: Sleep Onset Latency）あるいは，中途覚醒時間（WASO: wakefulness after sleep onset）が31分以上となる日が少なくとも週に3日あり，それが少なくとも6カ月以上続く場合と定義している。バイシー（Buysse）ら（2006）も不眠症に関する全ての定量的基準を提示しているので，参照してほしい。

　不眠症は夜間に不眠症状があることが基準の一つとなっているが，このような症状は他の睡眠障害でも顕在化することがある。例えば，睡眠関連呼吸障害，概日リズム睡眠・覚醒障害，睡眠関連運動障害，および睡眠時随伴症（例：悪夢障害）の特徴としても不眠症状がある。不眠症とその他の睡眠障害との違いは，他の症状や診断結果が存在するかどうかである。例えば，睡眠時無呼吸における不眠症状は，睡眠検査中に観察される短時間の呼吸停止に伴ってみられる。RLSにおける不眠症状は運動症状に伴う。もちろん，このように症状が重複することは，TranS-Cを行う理論的根拠ともなる。

　不眠症の診断基準を満たすクライアントに関連するTranS-Cモジュールは，4つの中核モジュール，および，追加モジュール1，4である。

床上時間が長すぎる

　多くのクライアント，特に精神疾患のある者は，かなり長い時間を寝床で過ごしている。これは「本来の意味での睡眠傾向というよりも，興味の欠如，引きこもり，活動力減退」に起因する睡眠の問題（Nofzinger et al., 1991, p.1177），あるいは客観的な日中の眠気を伴わないにもかかわらず精神的活力が異常に欠如している状態と捉えることもできる（Billiard, Dolenc, Aldaz, Ondze, & Besset, 1994）。

　ナルコレプシー（過眠症の一種），特発性過眠症，床上時間が長すぎる状態，という3種類の睡眠の問題を区別することは重要である。その違いについては，表2-2を参照されたい。ナルコレプシーあるいは特発性過眠症が疑われる場合，専門医に紹介しなければならない。これらの障害に関する詳細は，"睡眠専門医に紹介すべき睡眠障害"のセクションで説明する。床上時間が長すぎる状態にあると疑われる場合にも，TranS-Cで治療することができる（特に，追加モジュール2）。

概日リズム睡眠・覚醒障害

　概日リズム睡眠・覚醒障害は，クライアントの生活や職業に必要とされる睡眠・覚醒リズムとのミスマッチにより睡眠をとるタイミングが変則的になってるのが特徴である。DSM-5では，「睡眠障害は過剰な眠気または不眠，あるいはその両方をもたらす」（American Psychiatric Association, 2013, p.390）とされており，TranS-Cで治療できる4つの類型がある。睡眠相後退型は，早朝になるまで眠りにつけず，朝や昼になっても眠り続ける。睡眠相前進型では，早い時刻に眠りにつき，早い時刻に目が覚める。不規則睡眠・覚醒リズム障害型では，不規則な睡眠・覚醒パターンが生じる。非24時間（フリーラン）型では，睡眠・覚醒パターンが正常である24時間周期に連動せず，覚醒時刻と睡眠時刻が毎日少しずつ遅くなる傾向がある。このパターンの原因が失明である場合，TranS-Cではなく，サック（Sack）らが提案する治療方法が推奨される（Sack, Brandes, Kendall, & Lewy, 2000; Sack & Lewy, 2001）。

　睡眠・覚醒相後退障害および睡眠・覚醒相前進障害と診断されたクライアントに推奨されるTranS-Cモジュールは，4つの中核モジュールと追加モジュール3である。不規則睡眠・覚醒リズム障害には，中核モジュール1が推奨される。

第2章　睡眠のアセスメント　　69

表2-2　ナルコレプシー，特発性過眠症，長すぎる床上時間の違い

	ナルコレプシー	特発性過眠症	床上時間が長すぎる状態
日中の眠気	深刻（眠るのを抑えられない，不意に眠りこむ，仮眠する）	深刻（不意に眠りこむ，仮眠する）	深刻でない：疲労感＞眠気
MSLT（可能なら）	短いSOL（＜8分）と入眠時のレム	短いSOL（＜8分）	正常～ボーダーラインのSOL（8～10分）
床上時間	正常	長い，または，正常	長い
睡眠の持続性	短い覚醒が頻繁に起きる	高い	低い
寝床での覚醒	短い覚醒が頻繁に起きる	低い	高い
睡眠慣性	あり	あり	あり
日中活動へのやる気	高い	高い	低い
日中の睡眠欲	低い（避けようとする）	低い（避けようとする）	高い（他の選択肢がほとんど，あるいは全くない）

注）SOL：入眠潜時，レム：レム睡眠，TIB：床上時間，MSLT：反復睡眠潜時検査

睡眠専門医を紹介すべき睡眠障害

睡眠時無呼吸

　睡眠時無呼吸は，睡眠中の頻回な無呼吸や低呼吸を繰り返すのが特徴である。このような症状は一晩に数百回も表れるため，血中酸素飽和度の低下する症状（不飽和化），一過性の覚醒，覚醒時刻の延長といった症状が生じる。閉塞性睡眠時無呼吸（OSA: Obstructive Sleep Apnea）では，無呼吸は吸気時の上気道閉塞が原因となる。中枢性睡眠時無呼吸（CSA: Central Sleep Apnea）では，呼吸が脳からの信号により一時的に中断される。睡眠時無呼吸の夜間症状には，いびき，睡眠中の呼吸停止，低呼吸，息苦しさ，あえぎや鼻息を伴う覚醒，覚醒時の頭痛，覚醒時の呼吸困難や息切れといった症状が表れる。一般的な日中の症状としては，眠気，疲労，熟眠感の欠如が挙げられる。後述する終夜睡眠ポリグラフ検査を行うと，睡眠時無呼吸を客観的にアセスメントできる。

　最も一般的な睡眠時無呼吸の治療方法はCPAPの使用である。CPAPは小型コンプレッサーで，鼻に装着したマスクを通して空気を送り，睡眠時に気道を

確保する。その他の治療としては，口腔内装置（OA: Oral Appliance），外科的手術，上気道刺激装置（Upper Airway Stimulation Devices）が挙げられる。

　睡眠時無呼吸のクライアントには，不眠症の認知行動療法（CBT-I）（Wu et al., 2015）が有効であることも証明されている。また，TranS-C が睡眠の問題や概日リズム睡眠・覚醒障害に対して有効であることも証明されている。そのため，睡眠時無呼吸が疑われる場合は睡眠専門医に紹介するが，このようなクライアントにも TranS-C を行う。

むずむず脚症候群

　むずむず脚症候群の顕著な症状は，四肢（多くの場合は脚）を動かさずにはいられない衝動である。四肢の内部に不快で異常な感覚が生じることから，皮膚の内側の「むずむず」感覚と表現されることが多い。脚に症状が出ることが多いが，腕やその他の身体の部分に出ることもある。症状には，概日リズムのパターンがあり，夕方から症状が出始め，夜の早い時間帯にピークとなり，朝までに解消される。休息した時，リラックスした時，寝床についた時に症状が出始めることが多く，歩いたり，軽く叩いたり，ストレッチをしたりするとすぐに症状が楽になる。むずむず脚症候群ではその不快感により眠れないと訴える者が多い。むずむず脚症候群が疑われるクライアントは，正確なアセスメントのために専門医の診断を受けなければならない。医師は，むずむず脚症候群が抗精神病薬の使用によるアカシジアではないことや，あるいは他の向精神薬によって誘発された可能性があるか否かについて判断する。

　むずむず脚症候群の代表的な治療薬としては，プラミペキソールやロピニロールのようなドーパミン作動薬，ガバペンチン，鉄剤，ベンゾジアゼピン系の薬剤が挙げられる。オピオイドを少量服用する場合もある。

周期性四肢運動障害

　周期性四肢運動障害の顕著な症状は，睡眠時に四肢（主として脚）に周期的な不随意運動が生じることである。不随意運動は，部分的あるいは完全な覚醒を伴い，夜間に数百回の不随意運動や活発な脚の伸縮を感じる場合もある。このような不随意運動に百回以上の一時的な覚醒を伴うことも一般的である。四肢の不随意運動に際して，完全な覚醒に移行する場合もあるが，四肢の不随意運動に気づかない場合が多い。このような症状があるかどうかについて，治療

者は寝床を共にするパートナーの話を聞く必要がある。例えば，クライアント
が睡眠時に「寝相が悪い」「蹴る」などの症状があるかどうか質問する。睡眠専
門医の指示のもと終夜睡眠ポリグラフ検査を行うと，客観的な周期性四肢運動
障害の症状を確認することができる。むずむず脚症候群の多くが，周期性四肢
運動障害を患っている。このようなクライアントは，むずむず脚症候群を治療
することで症状が改善されるため，正確に診断することが重要となる。

　周期性四肢運動障害のクライアントが，不眠症の認知行動療法（CBT-I）に
よって症状が改善したという報告もある（Wu et al., 2015）。また，周期性四肢
運動障害のクライアントは TranS-C が対象とする睡眠の問題や概日リズム睡
眠・覚醒障害を呈することも多い。そのため，周期性四肢運動障害が疑われる
場合は睡眠専門医の診断を受けることが重要であるが，このようなクライアン
トにも TranS-C を行う。

ナルコレプシー

　ナルコレプシーの主な症状は，日中に覚醒を維持するため，非常に強い眠気
と絶えず奮闘しなければならないことである。このような眠気は，不随意な眠
気，仮眠，眠りながら「無意識に行動してしまう」などの症状として表れる。多
くのナルコレプシーのクライアントは，夜間に短時間の覚醒を頻繁に経験する。
このため，ナルコレプシーは，覚醒を維持する困難および睡眠を維持する困難を
伴う，睡眠・覚醒状態のコントロール障害といえる。ナルコレプシーの原因は，
神経伝達物質オレキシン（ヒポクレチンとも呼ばれる）を含む神経細胞の欠如で
ある。オレキシンの機能は，脳幹において覚醒促進活動を安定化させることにあ
る。ナルコレプシーでは，情動が高まるのに伴って筋緊張を突然失う情動脱力発
作（カタプレキシー）の症状をもつ者もいる。その他，睡眠から覚醒への移行
時，あるいは覚醒から睡眠への移行時に，覚醒しているのに体を動かすことが
できない睡眠麻痺や，聴覚，視覚，触覚における入眠時幻覚を呈する場合もあ
る。カタプレキシー，睡眠麻痺，入眠時幻覚は，睡眠・覚醒状態の不安定性を
表す指標とも考えられる。特に，これらの症状はレム睡眠に特徴的な骨格筋麻
痺や鮮明な夢様体験と，覚醒状態が混合して表れる。ナルコレプシーの症状は，
強い情動をきっかけとする脱力発作や幻覚体験のような特徴を呈するため，精
神疾患と誤解されることも多い。ナルコレプシーの疑いのあるクライアントは，
臨床アセスメント，終夜睡眠ポリグラフ検査，反復睡眠潜時検査（追加アセスメ
ントのセクションで解説）の実践経験がある睡眠専門医に紹介する必要がある。

特発性過眠症

毎晩 7 時間以上眠っているのに覚醒しているのが困難である場合，特発性過眠症と診断される可能性がある。特徴としては，日中無意識に眠り，朝あるいは仮眠の後に覚醒しているのが困難となる。ナルコレプシーとは異なり，カタプレキシー，睡眠麻痺，入眠時幻覚は現れない。ナルコレプシーでは短い仮眠で注意力を取り戻すが，特発性過眠症では長い仮眠の後にも，睡眠慣性や強い眠気が続く。また，脳のオレキシンのレベルは正常であるが，最近の研究では，内因性の中枢作用型神経化学物質のレベルが高いことが報告されている。この疾患が疑われる場合も，睡眠専門医による検査と診断を受ける必要がある。

睡眠時随伴症

睡眠時随伴症には，睡眠時遊行症や睡眠時驚愕症の症状がある。エピソード中の記憶が無くなることも多く，夜の最初の 3 分の 1 に発生することが多い。このような症状を呈するクライアントも睡眠専門医に紹介し，適切な診断と治療を受ける必要がある（American Psychiatric Association, 2013）。

レム睡眠行動障害

この障害は睡眠中に発声したり音を発したり，行動することが特徴である。クライアントは，攻撃を受けたり逃げようとしたりするかのような行動をとり，これによって怪我をすることもある。一方，目覚めたらすぐに意識がはっきりする。

追加の睡眠アセスメント

終夜睡眠ポリグラフ検査（PSG: Polysomnography）

PSG は一晩中，つまり終夜測定する「睡眠検査」である。PSG では脳波（EEG: Electroencephalography）をはじめ，その他の電気生理学的指標を同時に測定し，睡眠状態，睡眠段階，無呼吸，血中酸素飽和度，心拍リズムの異常など，睡眠中にみられる生理学上の事象を終夜モニタリングする。脳波を測定するため，頭

皮の特定の場所に電極をつける。また，筋電図（EMG: Electromyography）を測定するために顎に電極を，眼電図（EOG: Electrooculography）を測定するために，両目の脇にも電極をつける。脳波は，睡眠段階を判定するために使用する（W［覚醒］およびN1～N3［ノンレム睡眠]）。筋電図および眼電図は，急速眼球運動を伴う睡眠（レム睡眠）を記録するために必要となる。レム睡眠中は，筋緊張の消失と律動的な眼球運動が特徴的となる。呼吸の測定（口から鼻への空気の流れ，胸と腹部の呼吸運動，酸素飽和度，心電図）は睡眠時無呼吸の症状を判断するために用いられる。前脛骨筋電極は，下肢につけ，睡眠中の周期的な下肢の運動を測定する。PSGは睡眠検査室で行われることが多いが，場合によっては自宅で検査することもある。家庭での睡眠時無呼吸の検査では，睡眠時無呼吸を特定する呼吸測定だけを行う簡易版PSGを用いる。多くの場合，家庭で行う睡眠時無呼吸の検査では，睡眠そのものや睡眠段階に関するデータは収集しない。

　一般的にPSGは，不眠症，概日リズム睡眠・覚醒障害，むずむず脚症候群（RLS）の評価には，特段推奨されていない（例：Kushida et al., 2005; Littner et al., 2003）。しかし，睡眠時無呼吸症候群，ナルコレプシー，周期性四肢運動障害，睡眠時随伴症の疑いがある場合，睡眠専門医を紹介し，臨床評価やPSGを行うことは重要である。当然であるが，クライアントがTranS-Cに反応しない場合も，睡眠専門医への紹介を行われなければならない。後者については，症状を観察し報告できるような寝床を共にするパートナーがいない場合は特に，合併するその他の睡眠の問題が隠れている可能性がある。PSGの主な短所としては，比較的費用が高いことと，拘束性が高いことが挙げられる。

　より単純で安価な方法も開発されている。例えば，Apnea-Link Plus（Resmed社）は，家庭で使用できるモニタリング装置を開発している。口腔－鼻腔サーミスタ，指先酸素飽和度測定，胸部・腹部ベルトセンサから構成されており，睡眠時無呼吸を検査できるる。この装置は，標準検査であるPSGと高い相関（＞.85）を示している（Clark, Crabbe, Aziz, Reddy, & Greenstone, 2009; Erman, Stewart, & Einhorn, 2007; Nigro, Dibur, Aimaretti, González, & Rhodius, 2011; Oktay et al., 2011; Ragette, Wang, Weinreich, & Teschler, 2010）。

反復睡眠潜時検査

　反復睡眠潜時検査（MSLT: Multiple Sleep Latency Test）は，日中の過剰な眠気を客観的に評価するものであり，主にナルコレプシーを診断するために用い

る。日中の検査で，朝から2時間おきに20分ほどの仮眠を4～5回取る。入眠までの時間は眠気の指標となり，仮眠中の睡眠段階が記録される。平均入眠潜時が8分未満で，かつ2回以上でレム睡眠の出現が観察された場合，ナルコレプシーと診断される（レム睡眠は通常，寝てから70～90分後に観察される）。15分間の睡眠の後に覚醒させる。もし20分経過して眠りにつけない場合，その回の検査は終了する。

まとめ

　本章で解説したアセスメントは，マルチメソッド・アプローチを代表するもので，臨床面接，半構造化面接，質問票，睡眠日誌による日々のモニタリングを含んでいる。こうしたアセスメントをとおして，そのクライアントにTranS-Cを行うことが適切であるかを確認し，正確な診断を行い，治療計画を立案することを目指す。

第 3 章

TranS-C 横断モジュール

アセスメントが完了したら，通常は最初の介入セッションで4種類の横断モジュール（ケースフォーミュレーション，睡眠と概日リズムの教育，行動変容および動機づけ，目標設定）を導入する。その後は，セッションのたびにケースフォーミュレーションを発展させ，クライアントが睡眠と概日リズムの教育のポイントを思い出せるよう，**これらを繰り返し行う**。また，行動変容やクライアントの目標をアセスメントするツールを柔軟に織り交ぜ，必要に応じて新しい目標を設定する。セッションの進行スピードはクライアントによって大きく異なるため，通常はこれら4種類のモジュールについて最初のセッションで説明することを推奨する。次のモジュールに進む前に，クライアントが現在のモジュールを全て十分に理解しているか，敏感に感じ取ることが重要である。クライアントに定期的に質問することで，セッション内容をクライアントが理解しているか，モジュールを進める早さが適切であるかについて，判断する。

横断モジュール1：ケースフォーミュレーション

このモジュールでは，クライアントと信頼関係を築き，実際の介入を始める前段階としてクライアントがかかえる睡眠の問題や体験に関する情報を把握することを目指す。クライアントと話すときは，「ケースフォーミュレーション」という用語は使用しない。専門用語は避け，日常的な表現を使用する。

セッション前の準備

状況によっては（例：睡眠専門クリニックで働いている場合など），最初のセッション前に，クライアントによって記入済の睡眠日誌のコピーを入手できることもある。その場合，関心のある睡眠指標の値（多くの場合は，床上時間，総睡眠時間，入眠潜時，中途覚醒時間，睡眠効率）を計算し，第2章で説明した睡眠日誌で特に注目すべき点を見直すことで，スリープヘルスの6次元のうちどれが改善できるか検討する。睡眠日誌を事前に入手できない場合は，セッション中に一緒に確認できるよう，最初のセッションに睡眠日誌を持参するようクライアントに伝える。あるいは，第2章で述べたように，睡眠日誌の記入方法を説明し，記入して次回持参するように伝える。（記入前の睡眠日誌と記入方法の説明は，付録11を参照）。睡眠日誌から情報が得られたら，後ほど詳述する「機能分析とアセスメントを組み合わせる」を参照しながら，収集した情報を統合してケースフォーミュレーションを行う。

また，アセスメント結果や資料すべてに目を通し，症状が維持されるプロセスとして考えられる可能性をリストアップする。ケースフォーミュレーションに行き詰まりを感じた際に，このリストを参照することで，適切にケースフォーミュレーションしやすくなる。クライアントに質問して得られた回答内容を，そのままケースフォーミュレーションに活かせる場合もある（この場合，クライアントには詳しく回答するように伝える）。また，多くのプロセスや行動は，習慣的または自動的に生じているため，クライアントが意識していない場合もあることに留意する。

セッション中

まず，クライアントに対して理論的根拠を説明する。デイビッド・M・クラーク（David M. Clark）とアンケ・エーラス（Anke Ehlers）が開発した不安障害に関するケースフォーミュレーションへのアプローチ（例：Clark et al., 2006; Ehlers et al., 2003）に基づいて行うとよい。以下は例である。

　　最初に，あなたの睡眠に関する体験について，隅々まで把握したいと思います。これにより，一緒にセッションの計画を立てやすくなります。最近の典型的な夜の様子について，私たちが共通認識をもつことが重要です……では，セッションの計画を一緒に立てるため，あなたに何が起きてい

るのか理解できるよう，この日の夜についてたくさん質問させてください。睡眠は指紋のようなもので，みんな少しずつ違っています。ですから，介入方針もひとりひとり違っている必要があるのです。これまでの説明について，どう感じますか？

　次のステップでは，クライアントと協力して，**非常に具体的で，典型的で，最近の**，睡眠の問題が顕著に表れている夜間睡眠のエピソードを選ぶ。このあと，特徴的な睡眠エピソードの機能分析を行うために用いる。

- **非常に具体的な**エピソードとは，ある特定の日の様子をさす（例：昨日の夜）。例えば，ある17歳のクライアントは，ある月曜日の夜を選び，次のように話してくれた。「ひどい夜がありました。私は，大学への願書の提出について心配していたのです。一睡もできないまま朝を迎えてしまいました。」1週間を通した平均的な睡眠状態を割り出すのは難しく，重要な細部を見落とす可能性もあるため，1週間の睡眠状態全体にもとづいて機能分析を行うことは推奨しない。
- 選択した夜の睡眠がどれくらい**典型的**であるか，確認する。話しているうちに，その夜のエピソードが典型的ではないとわかる場合もある。例えば，実はその日の夜はクライアントが食あたりを起こしていた，などである。そのような場合は，その夜の話はやめて典型的な夜のエピソードを選ぶ手続きに戻るとよい。このような場合に備えて，私たちは常に事例定式化のシートを複数枚印刷して手元に置いておく（付録1を参照）。本当に典型的な睡眠の問題が表れている夜に対して，貴重な時間を割くことが重要である。
- クライアントがそのエピソードについてはっきりと記憶しているため，**最近の**例を選ぶと良い。

　次に，そのエピソードが生じた文脈について考えるため，情報収集の質問を数分間かけて行う。例えば，夜に入眠困難の体験が生じかねないような出来事があったか明らかにするため，その日の日中や夕方の様子を簡潔にたずねる。例えば，眠る直前の「夫との大喧嘩」は，その日の夜の睡眠に影響するだろう。

　さらに，ケースの概念化のシートを使って，夜間や起床時，日中における，睡眠に関連する行動，思考，感情，および最終的な就床時刻を洗い出していく。誘導による発見を活用して，クライアントが自分で気づけるように促しながら，縦向きではなく横向きにシートを埋めていってもらう。つまり，「就床時」の行

動，考え，感情を記入してから「夜間」の欄を記入する。「日中」の欄では，睡眠に焦点を当てて質問をする。例えば，「日中に，睡眠について色々考えたりましたか？」，「日中に，睡眠に関して何か感じることはありましたか？」，「この前の晩はよく眠っていないようですが，何かいつもと違うことをしましたか？」，「その日はよく眠るために何かしましたか？」。思春期の女性クライアントの例をBOX 3-1に示す。ケースフォーミュレーションに役立つ質問例はBOX 3-2に示す。

BOX 3-1　ある14歳女性のケースフォーミュレーションに用いられた機能分析の例

	行動	思考	感情
就床時	● 歯を磨いた ● 寝床に就いた ● 携帯電話を見た ● ボーイフレンドにメッセージを送り，けんかになった ● 学校の課題について友人にメッセージを送った	● 疲れた ● ボーイフレンドは何を考えているのか？別れたいのか？ ● この課題ではやることがたくさんある。絶対に間に合わない気がする。	● 疲労感 ● いらつき ● 怒り ● 途方に暮れる ● ストレスを感じる
結果：ボーイフレンドと学校のことを考えると，目がさえた。何時間も眠れなかった。			
夜中	● 目覚めなかった		
結果：特になし			
起床時	● 目覚まし時計を止めたあと，寝床から出ないで二度寝した	● 疲れすぎて起きられなかった ● 学校に行きたくなかった ● クラスメートにもボーイフレンドにも顔を合わせられないと思った	● 悲しい ● 不安 ● 疲労感
結果：学校に遅刻。急いで着がえる。朝食を食べる時間がなかった。母と喧嘩。			
日中	● コーラを飲む ● 授業中に眠気 ● 放課後に仮眠	● 授業があまりに退屈。何をしているのかわからない ● 早く家に帰って眠りたい	● 疲労感 ● 悲しい
結果：授業に集中できなかった。すでに，授業についていくのは難しい。コーラと仮眠で，次の夜に眠ることが更に難しくなった。			

第3章　TranS-C横断モジュール　79

BOX 3-2　機能的分析で役立つ質問

行動を特定するための質問

- 「あなたが寝床につく準備をしている時・夜中に目が覚めた時・朝に目が覚めてから・翌日以降に，あなたが何をしたか1つずつ教えてください」
- 「夜に確実に眠りにつく・日中に問題なく過ごすために，何かしようとしましたか？」

ネガティブ思考を特定するための質問

- 「寝床に就く前・寝床に就いた時・起床時・出かける準備をした時・眠れないとわかった時・上手くいっていないと分かった時，何が心によぎりましたか・何を考えていましたか？」
- 「最悪な出来事は何だと思いましたか？」
- 「それはどういう意味ですか？　それのどこが，それほど悪いと感じたのですか？」

感情を特定するための質問

- 「このようなことが起きた時，どのように感じましたか？」
- 「＿＿＿＿＿が起きるかもしれないと思ったとき，あなたの身体に何が起きているか気がつきましたか？　どのような感覚がありましたか？」
- 「あなたの活力はどの程度ですか？　疲労感がありますか，それとも元気ですか？」

結果を引き出すための質問

- 「このような感情が，その日のその後の過ごし方や再度眠りにつくにあたって，何か影響しましたか？」
- 「このような全ての感情（具体的な感情を全て挙げる）によって，どのようなことが起こりましたか？」

日中についての質問

- 「その日は，睡眠についてあれこれと考えましたか？」
- 「その日は，睡眠に関連する感情が湧きましたか？」
- 「よく眠れなかったために，あるいは，よく眠るようにするために，その日は何か違うことをしましたか？」

修正可能な要因に焦点を当てる

　この手続きでは，修正可能な行動と思考を明らかにする。これらの行動と思考は，TranS-C のロードマップの一部に組み込まれる。例えば，BOX 3-1 に示した事例では，修正可能な行動や思考は，寝床にいるときに携帯電話等でメッセージを送る，ボーイフレンドや学校のことを心配する，目覚まし時計を止めたあとで二度寝する，朝食を取らない，学校でコーラを飲む，放課後に仮眠をとる，が挙げられる。このような要因が睡眠の問題に影響することは明白である。寝床にいるときに携帯電話等でメッセージを送ることで，心配や眠りづらさを助長する。二度寝することによって朝食を取る時間がなくなり，さらに授業中の眠気は授業の内容についていけないという実感に影響する。日中に学校でコーラを飲むことは，その日の夜の眠り難さを助長する。放課後に仮眠をとると，恒常性維持機構による睡眠圧の高まりでもたらされる眠気が減るため，入眠や睡眠維持が難しくなる。

　睡眠の問題には複数の要因（5～10 個）が重なり合っていることが多い。これらの要因には，修正可能なものと不可能なものがある。TranS-C では，修正可能な要因に注目する一方，修正不可能な要因も存在する。例えば，日中に無気力を訴える思春期のクライアントでは，次のような要因が見つかった。

- 毎晩，数時間かけて宿題を終わらせる
- 宿題をしている間にカフェイン入りのエナジードリンクを飲んでいる
- 好きなテレビ番組を数エピソードを見て，友人にメッセージを送ってから，午前 1 時に就床する
- 午前 6 時に目覚まし時計を止め，午前 6：15 から 7：00 まで二度寝する
- 学校は，午前 7：30 に始まる
- 教師は，暗い教室で映画を見せることが多い
- 学校では椅子に座っている時間がほとんどで，動き回る機会は限定的である

　セラピストはこれらの要因のいくつかは簡単に変えられないことを受け入れ，またクライアントもそのことを受け入れられるよう手助けした。修正不可能な要因としては，宿題の量，学校の始業時刻，教室を暗くすること，学校で動き回ることの制限が挙げられる。このような要因の議論に時間はあまり割かず，代わりにカフェイン摂取，夜間の携帯電話等の使用，二度寝の習慣のような修正可能な要因に注目するのがよい。

ケースフォーミュレーションの最終段階

　ケースフォーミュレーションの最終段階は，間違いなく最も重要な段階であるが，セラピストが忘れてしまうことがある。最終段階では次の2つのステップを行う。

ステップ1：認知行動療法モデルの導入

　クライアントのケースフォーミュレーションを利用して，認知行動療法モデルを紹介する。例えば，次のように説明するとよい。

> 　「いいですね，とても役立ちます……これは，私たちがよく見かけるケースにとても似ています［ノーマライズする］……このような思考［そのクライアントのケースフォーミュレーションからいくつか指摘する］，このような行動が［そのクライアントのケースフォーミュレーションからいくつか指摘する］，このような感情に繋がっているようですね。そして，行動，思考，感情があいまって，入眠，起床，日中の対処が難しくなっているようです。何よりも，このような思考［そのクライアントのケースフォーミュレーションからいくつか指摘する］や感情［そのクライアントのケースフォーミュレーションからいくつか指摘する］が不安や心配のもとになっていますね」

　その後，少し間をおいて，このケースフォーミュレーションが正しいと思うかクライアントに尋ね，意見をもらう。この意見をもとにケースフォーミュレーションに修正を加える。また，モデルを説明する際には，専門用語を使わないように注意する。分かりやすい日常的表現を BOX 3-3 に示す。

BOX 3-3　ケースの概念化では心に響く言い方をする

クライアントの心にはあまり響かない表現
- 「これを実践する理由は，あなたの睡眠に関する行動，思考，感情に効果があるからです」
- 「介入では，これらの行動や思考をターゲットとします」

クライアントの心により響く表現
- 「お話しいただき，ありがとうございます。お話は本当に興味深

く，介入を計画するのにとても役立ちます」
- 「何に気がつきましたか？何が心に残りましたか？」
- 「あなたの行動・思考がどのようにして結果につながっているのか，よく分かりません。あなたはどのように解釈していますか？」
- 「良いニュースもあります。睡眠に影響を与える行動・思考を調整できるか見極めるための実験ができます。このような実験にご関心はありますか？」
- 「これを見る限り，睡眠を改善するためにできることがたくさんあるようです。いかがですか？」

ステップ2：クライアントに介入方法のアイデアを求める

　例えば，「負の循環を止めるには，このセッションでは何を目標とすれば良いと思いますか？」と尋ねてみる。クライアントの多くは，介入方法を思いつくことはできないので，セラピストは次のように質問して手助けをすると良い。

　　　「このような思考［そのクライアントのケースフォーミュレーションから指摘する］が目標の一つになると思います。このような思考を変えることができたら，気分も変えることができるはずです［そのクライアントのケースフォーミュレーションの関連部分を指す］。これだけでも，再び眠れるようになるのにとても役に立ちます。また，関連するような行動についても探していきたいと思います。これについてはどう思いますか？」

　負の循環を1カ所以上変えることができれば，睡眠の問題が発生するシステム全体が変わることを強調したい。つまり，この手続きは，介入の論理的根拠と希望を与えるものである（また，セッション2に戻る理由も！）。
　さらに，行動実験を一緒に行う可能性についても言及する。

　　　「もし興味があれば，今あなたが取り組んでいる対処が本当に効果があるか，一緒に確認する実験もできます。それらが悪循環を維持させていることがわかる場合もあれば，上手く機能していることがわかる場合もあります。」

典型的な「快眠」ができた晩と同様の手順をとってみることも，睡眠は日によってばらつきがあることに気づかせる機会となる。よく眠れた翌日と眠れなかった翌日の両方で日中の状態を追跡することで，日中に良い状態を維持する方法を見つける手がかりが得られる。

本章の前半で指摘した通り，ケースフォーミュレーションはアセスメントを完了したら最初に行う場合が多い。ただし，その後に機能的分析を行うことで，ケースフォーミュレーションが更に改善されるため，必要に応じて次のセッションでまた新しいケースフォーミュレーションを提供する。例えば，次のセッションで，クライアントが理由は分からないがよく眠れなかったと報告する場合がある。多くのクライアントが訴える，睡眠をコントロールできないという感覚は，不安を引き起こす。このような場合，クライアントの行動，思考，感情がどのように相互作用しているかを示す負の循環を紙に描きながら，その時のエピソードを振り返ると良い。例えば，ある若者がセッションにやって来て，とても良い一週間を過ごせたが，一晩だけよく眠れなかった，と言ったとする。クライアントは「全く理由がわからない」ためその一晩だけに注目し，このまま睡眠をコントロールできなくなるのではないかと不安を募らせる。そのような場合は，その日のクライアントの行動，思考，感情を１つずつ詳細に分析していく。クライアントは，午前８：００から午後６：３０まで仕事をしていた。その日の仕事はストレスが多かった。午後７：００に帰宅すると，同居人の友人がたくさん遊びに来て，居間に座っていた。クライアントは一人で静かな時間を過ごしたかったので，下の階に行き，洗濯をしようと思った。下の階に行く途中で，携帯電話にたくさんのメッセージが入っていることに気がついたが，今から電話を掛ける余裕はないと思い，ストレスに感じた。午後10：30に，友人たちが喫茶店に移動することになり，クライアントもついていくことにした。午後11：50に帰宅すると，すぐに寝床に就き，「早く寝て，明日の仕事に備えよう」と考えた。このように詳しく分析すれば，このクライアントがよく眠れなかった理由は明らかだ。一人になれる時間が十分に取れず，やるべきことや来客に圧倒されていた。寝床に就く前に気分を落ち着かせる時間が取れないうえに，すぐに眠らなければならないというプレッシャーを自分にかけたのだ。このように，事実を明らかにすることで，クライアントは睡眠をコントロールできる自信を取り戻し，認知行動療法モデルの有効性を強化することができた。つまり，ある状況で体験した思考，行動，感情を冷静に検証すると，そのような体験は理にかなったものであり，睡眠のコントロールを失ったと不安に思う（そして，もちろん不安が睡眠の問題を悪化させると懸念する）必要

はないと気づくのである。このような一連の手続きをもとに，これまでの介入計画に，仕事のストレスをコントロールする方法（追加モジュール4）や，携帯電話の使用を減らしてリラックスの手順に取り組む習慣を開発する方法（中核モジュール，パートB）を加えることで，介入計画を更に修正することもできる。

機能分析とアセスメントを組み合わせる

　機能的分析，睡眠日誌，PROMIS 尺度やその他のアセスメントが完了したら，これらの情報を組み合わせて，TranS-C の中核モジュールと追加モジュールを実施するロードマップを提供する。BOX 3-1 の 14 歳女性クライアントの睡眠日誌を図 3-1 に示す（ここでは，思春期のクライアントが使用しやすいように，睡眠日誌の改良版を使用している）。睡眠日誌の下に，スリープヘルスの 6 つの次元を評価する際に必要となる計算が書き加えられている。これらの次元について，睡眠日誌に示された情報は次の通りである。

- **規則性**：就床時刻と起床時刻が毎日異なっている。理想的には，どちらの時刻も日々の変動を最小限にしたい。
- **睡眠の満足度**：このクライアント用に睡眠日誌を修正し，睡眠の質に関する質問を削除した。そして，睡眠の満足度については，PROMIS Sleep Disturbance Scale を使用して測定した。この尺度では，「1 ＝とてもひどい」から「5 ＝とても良い」まで 5 段階で評価するが，このクライアントの質は「2」であった。理想的には，この尺度で「4 〜 5」の質を確保したい。
- **日中の覚醒**：このクライアントは平日の午後に 15 〜 90 分間の仮眠をとっている。また，PROMIS 尺度にある，クライアントが日中眠気を感じるかについて問う質問では「4」となっている（「1 ＝全く眠気はない」〜「5 ＝とても眠気を感じる」）。これらのデータを総合すると，このクライアントは，日中の覚醒に問題があることがわかる。
- **睡眠のタイミング**：理想的には，成人の睡眠中央時刻（MST）は午前 2：00 〜 4：00 となるべきである。10 代の思春期は成人よりも長い時間眠る必要があり，学校に行くために早く起床する必要もある。そのため，成人の睡眠中央時刻より早くても良い。睡眠日誌によれば，このクライアントの睡眠中央時刻はこの範囲に入っていない。また，起床時刻を見ると，こ

のクライアントは明らかに2日間は学校を欠席している。この件について，クライアントに確認したところ，疲れすぎて学校に行けなかったと話した。

- **睡眠効率**：一週間を通じて，睡眠効率は37～62％とかなり低い。睡眠効率は総睡眠時間の合計を床上時間の合計で割り，100を掛けて求める。睡眠日誌によれば，全床上時間は7時間から17時間と驚くほど差があるが，クライアントに確認するとこのような差は珍しいことではなく，気分が落ち込むと寝床で長い時間を過ごす傾向があるということだった。
- **睡眠時間**：睡眠日誌によると，総睡眠時間は平均3.5時間から7.5時間であり，10代の思春期に推奨される8.5～9.5時間睡眠よりもかなり短いものであった。

　これらの情報とBOX 3-1で得られた修正可能な行動や思考を統合すると，このクライアントにはTranS-Cの横断モジュールと追加モジュールが合っており，スリープヘルスを改善するための基本構成として使用可能と分かる。追加モジュールに関しては，集めた情報をもとに，追加モジュール1（睡眠効率が85％未満であるため），追加モジュール2（床上時間を減らす必要があるため），追加モジュール3（入眠時刻が遅いため），追加モジュール4（睡眠関連の不安を解消するため）を提供するべきである。睡眠障害に対するデューク構造化面接（Duke Structured Interview for Sleep Disorders: DSISD）では，睡眠時無呼吸のような睡眠障害の合併についての懸念にはふれないことに留意しておく。BOX 1-2にあるさまざまなTranS-Cモジュールを行うことは多くのクライアントに有益となるが，そのクライアントの困りごとにどれが最も有効かの判断は，慎重に行う必要がある。そのため，これらの手続きは介入の早い段階で行って，その効果を検証するべきである。そのクライアントにおいて，どのようにモジュールを並べ替えて実行することが有効かはわからないため，必ず最初に横断モジュールを実行する。

さらに考慮すべきこと

　介入の初期には，他にも考慮しなければならないことがある。

クライアントの期待

　本来は，小さな変化が次第に蓄積され，やがて重要な変化に至るものである。クライアントやセラピストのなかには，たった1つの要因で睡眠の問題を

私の睡眠日誌

昨晩の様子を記録した日は……	例 月 8月7日	木 10月19日	金 10月20日	土 10月21日	日 10月22日	月 10月23日	火 10月24日	水 10月25日
1. 昨晩は何時に寝床に入りましたか？	11:00 午前/**午後**	12:00 午前/**午後**	10:00 午前/**午後**	11:30 午前/**午後**	11:00 午前/**午後**	11:00 午前/**午後**	10:30 午前/**午後**	11:00 午前/**午後**
2. 何時に眠る態勢に入りましたか？	11:30 午前/**午後**	12:45 午前/**午後**	1:00 **午前**/午後	2:00 **午前**/午後	2:00 **午前**/午後	1:30 **午前**/午後	12:00 **午前**/午後	12:30 午前/**午後**
3. 眠りにつくまでにどのくらいかかりましたか？	30分	100分	60分	30分	60分	43分	45分	3 1/2 時間
4. 途中で何回目覚めましたか？　最後に目覚めた時は回数に含めないで下さい。	1	0	0	0	0	1	0	0
5. それぞれ、どのくらいの時間目覚めていましたか？	10分	無	無	無	無	10分	無	無
6. 最後に目覚めたのは何時ですか？	6:50 **午前**/午後	6:50 **午前**/午後	7:00 **午前**/午後	10:00 **午前**/午後	9:00 **午前**/午後	6:50 **午前**/午後	7:00 **午前**/午後	7:30 **午前**/午後
7. 何時に寝床から出ましたか？	7:10 **午前**/午後	7:10 **午前**/午後	12:00 午前/**午後**	1:00 午前/**午後**	12:30 午前/**午後**	7:30 **午前**/午後	3:30 **午前**/午後	7:30 **午前**/午後
8. 昨日は、仮眠や居眠りを何回しましたか？	0	0	1	0	0	1	0	1
9. 何時に仮眠や居眠りをしましたか？	無 午前/午後	無 午前/午後	3:30 午前/**午後**	無 午前/午後	無 午前/午後	3:00 午前/**午後**	無 午前/午後	3:30 午前/**午後**
10. 全部で何分、仮眠や居眠りをしましたか？	無	無	15分	無	無	90分	無	60分

	以下，臨床家記載欄						
総就床時間 (TIB)	7 時間 10 分	14 時間 00 分	13 時間 30 分	13 時間 30 分	8 時間 30 分	17 時間 00 分	8 時間 30 分
総睡眠時間 (TST)	4 時間 25 分	5 時間 00 分	7 時間 30 分	6 時間 00 分	4 時間 27 分	6 時間 15 分	3 時間 30 分
睡眠効率 (SE)	62%	36%	56%	44%	52%	37%	41%
睡眠中点 (MST)	午前3:35	午前5:50	午前6:15	午前5:45	午前3:15	午前7:00	午前3:15

週間平均
TIB：11時間44分
TST：5時間18分
SE：46.9%
MST：午前4:52

図 3-1　14歳少女の睡眠日誌の例

魔法のように全て**解消する**と期待している者いるが，現実にはほとんどない。TranS-C では，複数の小さな変化を起こし，そのような小さな変化が積み重なって，最終的にはクライアントの睡眠の問題を解消するような大きな変化となることを目指す。我々はこの理論をクッキーのレシピに例えている。美味しいクッキーを作るために，たくさんの材料を加えるように，快適な睡眠を得るには，多くの調整を行わなければならない。

　ある思春期のクライアントを例に挙げると，以下の項目全てが睡眠の問題に関連しているとわかる。これらの要因は，ケースフォーミュレーションで明らかになった。

- 父親と母親が，一晩中クライアントが眠っているかどうか確認する。両親から注目されることで，クライアントは不安になり，ますます眠れなくなる。
- クライアントは「何も考えない」ようにしたと言うが，考えないようにすることで，余計に考え込んでしまっている。
- クライアントは時計を見ていたが，これにより，不安が増し，目が覚め，失望感も深まった。
- クライアントは良い睡眠がとれず，眠れる機会自体もほとんどないと予測している。このように予測することで，不安感が強まり，ますます目が覚めてしまう。
- クライアントは眠ろうとして多くの努力を重ねる（例：特別な手順で身体のまわりに枕を9個並べる，寝床に横になり，眠れるように「一生懸命努力」する）。

　このクライアントが良く眠れるようになるためには，これらの多くの行動を調整し，睡眠に関する信念も解消させる必要がある。

変化のための時間的枠組

　睡眠が改善するまでの時間的枠組は，現実的な見通しにもとづいて提案するように気をつける。例えば，クライアントが1日だけカフェイン摂取を減らしたとしても，すぐに睡眠の問題を解消することはできない。同様に，クライアントが朝起きてすぐに太陽の光を浴びるようにしても（例：ブラインドを開けて，外を見る），すぐに結果が出るわけではない。多くの場合，クライアントには複数の変化が必要であり，変化が次第に表面に表れるまで，2〜3週間はか

かる。時差ぼけを解消したり，新しい時間帯に慣れたり，夏時間（注釈：ヨーロッパでは国全体の時間を早めて日照時間を調整している）に慣れたりするのに，時間がかかるのと同じである。人間の脳は1日に1時間の調整しかできない場合が多い。そのため，新しいスケジュールや新しい習慣を身につけるには，数週間掛かってしまうのである。

「これは生物学的な問題ですよね？」

クライアントが，自分の睡眠の問題が生物学的な問題と心理学的問題のどちらによって生じているか議論したがるかもしれない。クライアントが生物学的な問題によると考えている場合,心理学的な介入を受けることに抵抗感を示す。このようなクライアントに対しては，睡眠の問題では，生物学的，心理学的，社会的側面が密接に絡み合っていることを説明し，1つの側面の変化が別の側面の変化に繋がることを解説する。例えば，就床時刻が近づいたら部屋の照明を暗くすることは（行動),生物学的変化（松果体によるメラトニンの放出）をうながすことになる。

「それは試してみました。」

クライアントによっては，既にインターネットでTranS-Cを知っており，試してみたが上手くいかなかった経験があり，改めてTranS-Cに取り組むことに前向きでないことがある。このような場合，クライアントがどれくらいの時間的枠組みで何を試したのか把握するところから始める。睡眠を改善するためには，複数の調整を行わなければならないことが多いため，TranS-Cが完璧に実行されていなかったり，十分な時間をかけていなかったりすることは珍しくない。また，インターネットで見かける介入モジュールは論理的根拠が欠如している場合が多いため，睡眠科学や概日リズムの基礎知識を説明するとよい（横断モジュール2）。

精神病症状：睡眠を妨げる幻聴や幻視

睡眠障害と精神病症状には，双方向性の因果関係が証明されており，睡眠障害は精神病症状を増幅し，精神病症状は睡眠障害を増幅する（Freeman et al., 2010; Freeman, Pugh, Vorontsova, & Southgate, 2009; Freeman et al., 2012)。例えば，ウェイト（Waite）ら（2015）は，クライアントが「声が聞こえて，眠りを妨げられた」と話したことを記録している。クライアントは,「眠ろうとしたら，声が聞えて，眠れなかった」と話したのだ。

声を聞いた人（幻聴）や幻を見た人（幻視）は，気をそらすものがない夜に声を聞き，幻を見たと報告する場合が多い。我々はまず，声が何と言ったのか，どのような幻を見たのかについて調べる。また，これまで声を聞いた頻度や幻を見た頻度（後ろ向きデータ）を聞くとともに，睡眠日誌に一行追加して，今後は幻聴や幻視を経験したら（前向きデータ），そこに記載するように指示した。後ろ向きデータと前向きデータの両方を収集することで，こうした体験の頻度を分析することができる。また，該当するものがある場合は，関連する問題の期間と程度，そしてクライアントが試したことのある介入について質問する。次に，追加モジュール4の資料を示し，非機能的な思考を抑制する方法を紹介する。現実のものと現実ではないものを区別することも有益である。例えば，あるクライアントとセラピストで次のような自己教示の言葉を開発した。「この寝床は**本物**，私は安全。あれは**本物**，声／姿は**本物ではない**」。

また，実験として，厳格に対して異なる対処を試してみるのもよい。例えば，ラジオで落ち着いた声を聞くと，幻聴や幻視から解放されることもある。その場合，時間が来たら自然にスイッチが切れるようにラジオを設定しておけば，ラジオが夜中の睡眠を妨げることもないだろう。寝床から出て他の部屋に行くことで，幻聴や幻視から解放されることもある。

確信がない場合はデータを収集する

クライアントが悪夢を報告する場合，睡眠日誌に一行追加し，そこに悪夢を記録するように伝える。クライアントが睡眠問題の原因は月経周期だと主張する場合，睡眠日誌に一行追加し，そこに月経周期を記録するように伝える。クライアントが睡眠問題の原因は腰痛にあると主張する場合，睡眠日誌に一行追加し，そこに夜間と日中の痛みの度合いを記録するように伝える。また，データ収集を始める前に，そのクライアント特有の予測があれば，それを聞き，記録しておく。例えば，クライアントは悪夢を毎晩見ると思い込んでいるか？クライアントは月経が始まる一週間前や2日前に眠れなくなると思い込んでいるか？そして，毎週のセッションで，クライアントと一緒に，そのような予測が正しいのかを確認する。実際には悪夢にうなされることはなく，月経サイクルと睡眠の質に何の関連もないことが分かる場合もある（全く関係ない場合が多い！）。一方，クライアントの予測が正しかった場合は，そのデータを使用して，具体的な介入に取り組む。

横断モジュール 2：睡眠と概日リズムの教育

このモジュールには①睡眠と概日リズムに関する知識を共有して TranS-C の理論的根拠を提供する，②睡眠の不思議な世界への好奇心を抱かせて睡眠を改善する動機づけを行う，③スリープヘルスの変化を促進させる科学的根拠を示す，の 3 つの目標がある。

成人向けに睡眠の基礎知識を説明する資料（付録 2 を参照）と，思春期向けの資料が作成されている（付録 3 を参照）。資料を読む時には，定期的に小休憩を挟み，クライアントが質問したり，クライアントの症状にはどれが当てはまるかを検討したりできる機会をつくる。

このモジュールには，「重要なメッセージ」がいくつかある。

- 人間は非常に早いペースで生活しているため，（忘れられてはいるが）根本的な事実を見失う危険がある。根本的な事実とは，人間の身体や，人間をとりまく物理的な世界は，24 時間のリズムで制御されているということだ。人間は，日中にカフェインや覚醒作用のある物質を摂取し，夜間にはアルコールや鎮静作用のある物質を摂取するなどして，そのリズムを薬物で調整しようとすることさえある。この教育モジュールでは，概日リズム，特に就床時刻と起床時刻を自覚し，重視し，さらに，規則的にしなければならない理論的根拠を提供する。睡眠と概日リズムの基礎知識を理解することで，クライアントは睡眠に関して自分が今までやってきた取り組みが上手く機能していない理由や，セラピストが特定の方法を推奨する理由を理解できるようになる。
- 睡眠構造（睡眠構築）の基礎を解説することで，クライアントは基本的な生活を営むうえで睡眠がいかに重要か理解する。さらに，自分の睡眠を改善する動機づけを行うことができる。睡眠は，ノンレム睡眠とレム睡眠からなり，それぞれ独自の特徴と機能がある。眠りにつくとすぐに，ノンレム睡眠のうち睡眠段階 N3 と呼ばれる，最も深い眠りに入る。睡眠段階 N3 は，成長ホルモンの分泌，細胞の修復，免疫システムの機能に重要となる。また，情報や記憶を長期的に蓄積することや，食欲や体重を統制するホルモンのバランスを取るうえでも重要である。次に，睡眠が少し浅くなる睡眠段階 N2 に移行すると，筋肉の記憶を維持する段階にうつる。この段階は，スポーツや他の身体活動を行ったり，脳が翌日に学習するための準備

をしたり，新しい情報と既存の情報を統合したりするのに必要である。さらに，睡眠段階 N2 から，比較的浅い睡眠にあたるレム睡眠に移行する。この段階では夢を見ることが多い。レム睡眠は記憶の固定や情動処理，創造力を養うのに必要な睡眠である。通常の睡眠は，ノンレム睡眠とレム睡眠のサイクル（90 〜 110 分）を繰り返す。また，ごく短時間の覚醒と再入眠も，通常の睡眠構築の特徴である。成人の場合，睡眠サイクルは 90 〜 110 分であり，レム睡眠は睡眠全体の 25% を占める。ただし，睡眠構築は年齢によって異なり，子どもはレム睡眠が長く，高齢者はノンレム睡眠のうち段階 N3 は短い。

- 総睡眠時間も年齢ごとに異なる。年齢が高くなるほど，総睡眠時間は短くなる。高齢者の理想的な睡眠時間は 7 時間である。夜中に覚醒することは，一般的であり正常であることを，クライアントに伝えることが重要である。睡眠段階に関わらず，目が覚めても再び眠ることができれば，身体が必要とする睡眠段階に戻ることができる。

- 睡眠は，恒常性維持機構と概日リズムの 2 つの生理的プロセスによりコントロールされている。恒常性維持機構は，「睡眠欲」あるいは「睡眠圧」と呼ばれ，覚醒している間に蓄積される。眠りたいという欲は覚醒している時間が長くなるほど強くなり，夜に眠ることで解消される。日中に仮眠をとると睡眠圧が解消されてしまう。そのため，仮眠には注意を払い，クライアントには毎日の仮眠の回数と時間を聞かなければならない。概日リズムは，おおよそ 24 時間周期に沿った体内のリズムである。概日リズムは太陽の周期に同期しており，夜間に眠り日中に覚醒することで，日常生活を規則的に送れるように調整されている。人間は毎日，規則的に朝食や夕食を取り，規則的に活動や運動，社会交流を行うことで，この同期を調整する。また，光を浴びることは，体内のリズムを再同期するうえで，最も重要な行為となる。

- 光は概日リズムに大きな影響を与える。脳の視交叉上核（SCN: suprachiasmatic nucleus）と呼ばれる領域を通じて，概日リズムを制御する。視交叉上核は体内時計の中枢的な役割を持っており，人間の肉体的，精神的，認知的リズムを同期させる。特に，視交叉上核は，眠気を促進するはたらきをもつメラトニンの生成を統制する。このように，光と暗闇の周期が規則的なことで，視交叉上核が身体と脳に 24 時間の信号を伝える働きが助けられ，睡眠・覚醒リズムが機能する。

- メラトニンは，視交叉上核によってコントロールされており，松果体から分

泌され，夜になると睡眠を促すホルモンと考えられている。松果体のメラトニン生成は概日リズムと強く関連しており，メラトニンは夜だけ分泌される。しかし，メラトニンの分泌は環境の光にも敏感で，暗い環境のときだけ分泌される。夜の光は，メラトニンの分泌を抑制するため，明るい環境では眠りにくくなる。夜遅くなっても光にを浴びていると，メラトニンが睡眠を促すことができなくなる。我々はこの知識をふまえ，クライアントが眠るときの照明について質問することにしている。例えば，夜中にトイレに行くときに寝室の照明を点けるか，寝床で携帯電話などを使用するときに照明を点けるか，寝室の照明を点けたまま眠るか，などの質問をする。具体的には，「就床前には，どのような照明を点けていますか？」「夜は何時ごろに照明を消しますか？」などである。

- 最後に，あまり知られていないことだが，視交叉上核は人間の脳の中でオーケストラの指揮者のような役割を果たしている，という事実をクライアントに教えている。視交叉上核が身体中にある何千もの時計を同期させているのだ！ 身体の全ての細胞や器官は，それぞれ時計を持っている。健康やウェルビーイングを保つには，全ての時計を同期させておくことが重要だ。オーケストラが全ての時計を「ぴったり」に合わせるには，毎日，同じ時刻に起床し，同じ時刻に就床するのが一番良い。睡眠・覚醒のスケジュールが不規則になると，慢性的な時差ぼけ状態になってしまう。例えば，睡眠時間帯を 1 週間のあいだに 3 時間ずらすのは，毎週ニューヨークからサンフランシスコに飛行機で移動するのと同じである（訳注：ニューヨークとサンフランシスコは 3 時間の時差がある）。我々は，クライアントが時差ぼけを体験したことがあるか確認する。クライアントが時差ぼけを体験したことがなければ，このように説明する。例えば，サンフランシスコからニューヨークに移動した場合，ニューヨークの就床時刻（午後 10：00）に眠りにつくことは難しいだろう。サンフランシスコでは，まだ午後 7：00 なのだ。概日リズムは，そのような大きな時刻の差異をたった 1 日で調整することはできない。同じように，ニューヨーク時間で午前 8：00 のミーティングに出席するため，午前 7：00 に起床することは難しい。その時刻は，サンフランシスコでは午前 4：00 なのだ。繰り返しになるが，概日リズムは，そのような差異をすぐに補完することはできない。つまり，就床時刻と起床時刻を規則正しくしていれば，時差ぼけのような状況に対処する必要はない，ということだ。
- 思春期のクライアントには，さらに 2 つの話題を提供する。第 1 に，思春

期の脳と身体は急速に成長しているため，毎日，8.5 〜 9.25 時間の睡眠が必要となる。第 2 に，夜間に携帯電話などの電子媒体を使用する理由について話し合う必要がある。メッセージを送ったり，SNS を使用したりすることは楽しい。これらをを使用する時は，親や保護者と離れていることが多い。インターネットで繋がっていないと，情報を見逃すことへの怖れ（FOMO: fear of missing out），一人でいることへの恐れ，いじめられることへの恐れ，仲間外れにされることへの恐れなどを抱くようになる。これは，新たな社会問題にもなっている。

資料を渡すときには積極的に活用するよう促す

　セラピストは，クライアントに「私に資料を読んでほしいですか，自分で読みたいですか，一緒に読みますか？」と質問する。資料を一緒に読むことで，クライアントはより積極的に資料に関わることになる。読んでいる途中で小休憩を挟み，説明を加えたり，クライアントの経験を聞いたり，重要な点について話し合ったりする。例えば，恒常性維持機構と概日リズムが睡眠を促すことを説明する際には，クライアントが徹夜したとき，翌日はどれほど疲れていたかを質問してみるのが良いだろう。少しでも楽しい時間になるように「クイズ」を出すといった工夫は，思春期のクライアントに特に有効だ。また，「メラトニンの役割について，自分の言葉で説明していただけますか？」と聞いてみるのも良い。

横断モジュール3：行動変容と動機づけ

　　出来るだけ多くの有益な行動を，出来るだけ早く，自動的で習慣的なものにしなければならない……日常生活の細々とした行動を努力のいらない習慣に任せてしまえば，高い精神力を相応しい仕事に向けることができる。

　　　　　　　　　　　　　　　　——ウィリアム・ジェームズ（1842–1910）

　推奨される介入に取り組むにあたり，アドヒアランスが低いと，全てのクライアント，医療関係者，状況に大きな問題をもたらす。アドヒアランスの乏しさは介入効果の乏しさに関連するのだ。また，クライアントのなかには，「囚人」として治療にやって来る者がいる。クライアントの両親や医師，ケースマ

ネージャーから治療を受けるように説得されて，やって来たのだ。セラピスト
は，創造力をはたらかせてクライアントの意欲を喚起し，「囚人」から「得意
客」に変化させなければならない。多くのクライアントが遭遇する障壁として，
睡眠問題の原因を学ぶ段階から，行動変容を実行する段階に移行させる難しさ
が挙げられる。また，クライアント，特に思春期のクライアントの中には，学
校に遅刻しないことや爽やかな気分で活動することを目的に早く起床するスケ
ジュールに合わせることは難しく，遅く起床するスケジュールや睡眠不足であ
ることには特に困っていない者もいる。このようなクライアントには，本質的
な動機づけを行うことができないと，介入に応じる可能性が低くなる。この場
合，動機づけとして，運動選手としての成績が上がる利点，気分良く過ごして
気分にむらがなくなる利点，学校や職場での成績が良くなる利点，同僚や家族
と楽しく過ごせる利点を説明するのが良いだろう。TranS-C は，行動変容や習
慣形成の科学を利用して，動機づけを最適化し，変化が長期間にわたって定着
するようにつくられている。クライアントの動機づけが低い場合や動機が複雑
な場合は，特に有効となる。

　介入の各セッションで，資料に書かれている内容が，そのクライアントの生
活にどのように関連しているかについて，時間をかけて話し合う。話し合う際
には，定期的に「ここで，あなたに関係があるのはどれですか？」「この内容の
なかに，来週の目標として設定したいものはありますか？　設定したい場合，
どのような目標にしますか？　目標を妨げるものがあるとしたら，何ですか？」
等の質問をする。クライアントは何のアイデアも浮かばない場合や目標を設定
しなくない場合は，セラピストが以下から 1 つ選択する。

1. クライアントに関連している話題であれば，2 回目以降のセッションで再
   び同じ話題について議論してもよい。2 回目以降のセッションで，心を開
   いてくれるクライアントも多い。
2. 実験や目標をさらに提案して，クライアントが興味を示すかどうか確認す
   る（興味を示さない場合，追加モジュール 1 に戻る）。セラピストが提案
   した理由の理論的根拠を分かりやすく説明することが重要である。

　この介入モジュールでは，機能的でない習慣を新しい習慣に置き換えるよう
促すことにも取り組んでいる。例えば，寝床で携帯電話を使用することは，大き
な議論もあるが，実際には寝床で携帯電話を使用する習慣は広がり続けている
（ある調査では，90％が寝床で電子媒体を使用している；Gradisar et al., 2013）。

われわれは，行動変容が長続きして習慣形成できるよう，多くの方法を提供している。

変化は難しいということをノーマライズする

これが，行動変容の最初のステップとなる。新しい習慣を形成することは簡単ではない。例えば，ある洞察力に優れた統合失調症と診断された 48 歳の男性は，毎朝，テレビを見ているときに椅子を立つのは難しいと語っていた。この男性はジムや散歩にも行きたいと思っているが，実際には椅子を立つこともできないと言う。これに対してセラピストは，「私にも同じような経験がありますよ。テレビを消すのは難しいですよね。テレビを見るのは楽しいですし，興味もありますからね。こういう経験は誰にでもあると思います」と説明した。

健康的な行動を行うべきだと理解していながら，実際にはできない人が多いことに留意することは大切だ。頭で理解することと実際に行動することにギャップがあることは，カサグランデ（Casagrande），ワン（Wang），アンダーソン（Anderson），ゲーリー（Gary）が論文にまとめている（2007）。彼らの研究論文では，果物や野菜を多く取り入れた食事は，心疾患，ガン，糖尿病のリスクを減らすことは皆が理解しているが，毎日，果物を 2 回，野菜を 3 回食べるというガイドラインを守っている人は，僅か 11％にすぎないことが示されている。このため，新しい習慣を身につけることは難しいということを常に認識しておくことは，TranS-C の必須要素となる。

変化を促す強力な根拠を見つけて育む

クライアントと協働して，変化を起こすことがなぜ重要なのか，根拠を探求することが重要である。根拠は，クライアントの経験や個人的目標，睡眠習慣に関連している必要がある。このため，動機づけ面接（Miller & Rollnick, 2013）のツールを使用する。動機づけ面接は，薬物使用問題，摂食障害，糖尿病，親子の交流問題，口腔衛生問題のクライアントを始めとして，広い範囲のクライアント集団で採用されている。ルバック（Rubak），サンドベック（Sandbæk），ラウリッシェン（Lauritzen），クリステンセン（Christensen）（2005）は，72 件の無作為化比較対照試験の結果をメタ分析したところ，動機づけ面接は 75％の研究論文で有意に生理的心理的問題に対して臨床的効果があったと示された。

動機づけ面接によるアプローチの中核には，中立的な態度を取ること，他人

の気持ちを理解すること，そして，協調すること，といった価値観がある。動機づけ面接は**クライアントのための**ものであり，**クライアントと共に行う**ものである。クライアントが変化に対してとまどいを見せている場合には，変化の時期と方法について話し合う。

　動機づけ面接では，変化に躊躇することは極めて正常なことであり，クライアントは頭の中で変化を受け入れるか拒否するかを考えるものである。変化に反対することは生まれつきと考えることもあるが，それは間違いである。クライアントは変化に反対することで，自らの曖昧な側面を表しているのだ。このようなクライアントの態度に対しては，反対したり変化のためのアドバイスを与えたりするのではなく，セラピストはクライアントの変化に対する動機づけを引き出すため，「チェンジトーク」と呼ばれる自由回答式の質問をすると良いだろう。以下に例を示す。

　「あなたはどうして，このように変化したいのですか？」
　「変化を成功させるために，どのように取り組むつもりですか？」
　「それを実行したい大きな理由を３つ挙げるとしたら，何ですか？」
　「このように変化することは，あなたにとってどれくらい価値がありますか？それは何故ですか？」
　「では，何をしようと思いますか？」

（Miller & Rollnick, 2013, p. 11）

　動機づけ面接には，もう一つ重要な手続きがある。それは，変化した場合と変化しなかった場合の長所と短所の一覧を，クライアントと一緒に作ることである。動機づけ面接を織り交ぜる習慣を習得するには，毎週クライアントと話し合う習慣を持つと良いだろう。例えば，クライアントにホームワークをやることの短所を話してもらい，次に長所を話してもらう。更に，ホームワークをやらないことの短所を話してもらい，次に長所を話してもらう等の方法が有効だ。「チェンジトーク」を促した後で，その長所と短所を話し合うのも良いだろう。話し合う際には，最初に短所を挙げてもらう。そうすれば，何が変化を妨げているかが分かり，問題を解決することができる。

新しい行動を実行する方法・時期・場所を協働的に検討する

　クライアントと一緒にどんな選択肢があるか意見を出し合う。認知心理学者が実行を促すために開発した，科学的根拠に基づいた，実行意図と心的対比のいずれか，あるいは両方の視覚化戦略を使ってクライアントに教えるのがよい。これまでを振り返って今後の実行計画をまとめる際に役立つアプローチである（Harvey et al., 2014）。

　実行意図とは，自分の目標をどのようにして実行するかを頭の中でイメージするという，シンプルですぐにできるテクニックである。一般的なやり方としては，まず目標を決め，その目標に真摯に取り組むことを大きな声で宣言してもらう。次のような例文を使用すると良いだろう。「私が＿＿＿＿のような状況に遭遇した場合，私は，この時＿＿＿＿＿，この場所＿＿＿＿＿で，＿＿＿＿＿する」。次に，クライアントに自分が目標を達成する手順を書き出すように指示し，出来る限り鮮明にやり方とその時の状況を可視化させる。そして，このプロセスを数回繰り返す。実行意図に関する研究は膨大にあり，94件のメタ分析によると実行意図は目標達成に対して中〜高程度の良い影響があると示されている（Gollwitzer & Sheeran, 2006）。実行意図を明確にすることで心的表象が形成され，その計画が「高度に活性化され，より目標に手が届きやすくなる」と考えられている（Gollwitzer, 1999, p.495）。

　心的対比とは，望ましい未来と今の現実を統合して心理的に同化させることで，現在と未来に同時に意識を向け，現在と未来の関連づけを強められるテクニックである（Oettingen et al., 2009）。このテクニックを使用すると，クライアントは肯定的な未来を描くことができる。例えば，「目標を達成すると，あなた個人にどのような良いことが起こりますか？　2, 3分間で，できるだけ鮮明にそのイメージを描いてみてください。今の現実にある障壁のことは考えずに，前向きな結果だけを想像してみてください」などと伝える。繰り返しになるが，未来を想像することで得られる効果は膨大なものとなる。望ましい未来と今の現実を同時に活性化することで，クライアントは行動する必要性を強く認識する。成功への期待が高くなることで，心的対比は，クライアントが行動を起こす活力になる。それにより，目標を達成する意欲が強くなるのである。

　実行意図と心的対比の技術は，思春期の試験勉強に関する研究でも使用されている。実行意図と心的対比の技術を使用した学生は,使用しなかった学生に比

べて，60問も多く回答した（Duckworth, Grant, Loew, Oettingen, & Gollwitzer, 2011）。付録4に，これら2つのテクニックを使用するためのワークシートを掲載したので参照されたい。

行動変容の際に遭遇する，現実の障壁をひも解いて理解する

　行動変容の障壁となるものを，クライアントと一緒に見つける。障壁の例としては，寝心地の悪い寝床，騒がしい寝室，十分に暗くない寝室，夜中に照明を点けるルームメイト，騒がしい隣人などが挙げられる。

繰り返し実践することが習慣形成では必須となる

　アリストテレスは，「人間とは物事を繰り返す存在である。従って，優秀さとは行動そのものによって得られるものではなく，習慣の賜物である。」と語っている。新しい行動を何度も実行すると，次第に目標達成という心的表象を介することなく，自動的な活動として定着するようになる。つまり，ひとたび習慣が形成されると，無意識に実行できるようになり，注意力の低下や動機づけの変化，ストレスがみられたとしても実行されるようになる。そして，その行動をとるきっかけとなる手掛かりを知覚すると，手掛かりに対する反応としての行動が記憶から自動的に引き出され，開始しようとする（Galla & Duckworth, 2015）。例えば，TranS-Cのリラックスの手順を頻繁に実行するようになると，クライアントは就床時刻の1時間前と知覚すると，自動的に気分を落ち着かせる行動をとるようになる（例：コンピュータやテレビを消す，ペットに餌を与える，風呂に入る，シャワーを浴びる等）。

行動をまとめて一つの手順にする

　例えば，明るい朝日を浴びることを一つの行動として行うのではなく，TranS-Cでは，複数の行動をまとめて，朝の手順として実行することを推奨している。中核モジュール1（第4章参照）で説明しているように，起床のための手順「RISE-UP」と呼ばれる方法がある。行動をまとめる方法は個人によって違いがある。一例としては，目覚まし時計を止めたら，すぐに寝床を出て，カーテン（ブラインド）を開けて朝日を入れる，とまとめることが考えられる。また，寝具を整えて，寝床に戻りにくくする。シャワーを浴びて，着がえを済

ませたら，台所に行き，朝日を浴びて，朝食とコーヒーを楽しむ，とまとめる
例も考えられる。

目標に至るまでの進捗をモニタリングする

新しい行動の実行状況を記録する方法について，クライアントと意見を出し
合う（例：睡眠日誌に新しい行を追加する）。新しい行動をモニタリングするこ
とで目標達成しやすくなることが知られているため，重要である（Harkin et al.,
2016）。いかなる実行状況であっても，識別して強化する。どんなに小さいこ
とであっても，目標を達成できた時の手続きは，クライアントに質問しながら
確認する。次に，機能分析を行い，クライアントが他の日には実行できなかっ
た理由を理解し，翌週には目標を達成できるようにする。

クライアントが計画を忘れないように促す

「睡眠のための決まりごと」を書きだし，「これを忘れないようにするには，
どうすれば良いですか？」と質問する。

変容がみられない場合は機能分析を行う

クライアントが問題行動を変えていくことを難しいと感じている場合は，最
近のエピソードを詳細にふりかえる。睡眠の前後の状況や，クライアントの思
考，感情，行動について質問する。機能分析を行うと，これから把握すべきこ
とや介入目標が明らかになる場合が多い。

その他の動機づけを高める工夫

クライアントによっては，寝床そのものが嫌悪の対象となっている場合があ
る。その場合は，それがなぜなのか一緒に探索する。ネガティブな条件づけが
形成されているのか？　寝床にいることが退屈なのか？　睡眠は貴重な時間を
無駄にしていると思っているのか？　このようにして，クライアントの体験や
視点を紐解き，理解する。

自発的に介入を求めているわけではなく，決意を決めかねているクライアン
ト（他者からすすめられてきたクライアント）の場合，彼らを「得意客」に変

えることは難しい。このような場合，以下のような対応が役立つ。

- セッション1の睡眠と概日リズム教育に時間をかける（横断モジュール 2）。睡眠に関する話題は多くの人にとって興味深いため，クライアントに睡眠のメカニズムを教育することで，関心を高める効果がある。このようなクライアントの場合には，目標設定は後の方のセッションで行うのもひとつである。クライアントが行動を起こす準備ができるまで，目標設定の時期をずらすのだ。クライアントの準備ができていない状態で，積極的な取り組みを期待することはできない。

- セッション1を終えるときに，クライアントにとって介入が有効であり，次のセッションに来ることが有益であることを確信してもらうことが，極めて重要である。これまでの経験上，たとえ少しの時間であっても睡眠と概日リズムに関する教育（横断モジュール2）を行うと，次のセッションに来る確率はかなり高くなる。

- 人によってそれぞれ動機は異なる。クライアントの心に火をつける「動機」が何であるかを聞き落とさないように，クライアントの話には注意深く耳を傾ける。クライアントを理解し，介入が進み，会話が弾むようになると，クライアントの動機がどこにあるのかがはっきりと分かるようになる。思春期のクライアントの場合，一般的な動機が，仕事や学校での成績，スポーツでのパフォーマンスである場合が多い。成人のクライアントの場合は，良い親や良いパートナーとなること，仕事での業績を上げることが動機となっていることが多い。複数の動機があることも考えられる。成人の場合，睡眠を改善したい理由に，以下の項目が含まれることもある。
  - 身体の痛みが緩和される（睡眠と痛みの関連を示す科学的根拠は数多く存在する）。
  - 仕事につける可能性が高くなる。
  - 今の仕事を続けられる可能性が高くなる。

- 全般的な健康が改善される（十分な睡眠を取ると，体重が減り，血圧が下がり，免疫機能が向上することを示す研究結果がある）。

　動機がはっきりしたら，睡眠の改善とこれらの動機との関連について定期的に言及する。

横断モジュール4：目標設定

目標設定とは，介入や進捗状況のモニタリングにあたって注目すべき点を決める手続きである。また，クライアントが提示する目標から，クライアントの睡眠に対する期待に関する重要な情報と，有益でない期待や非現実的な期待を修正する機会を得られる。

横断モジュール1と2を行う間に，介入の目標を明らかにする。目標に関する話し合いは，次のような言葉で始める。「これまでいろいろ話してきましたが，睡眠について何を目標とするべきだと思いますか？」。目標を設定する際に，セラピストの提案を紹介してもよい。

夜間と日中の両方の目標を設定する。日中の機能低下が睡眠の問題につながるため，日中の目標設定は重要である（American Academy of Sleep Medicine, 2005; American Psychiatric Association, 2013; Edinger, Bonnet et al., 2004）。夜間の睡眠が改善されたら日中の機能も改善したことを示唆する研究がある一方で（Harvey, Bélanger et al., 2014; Kyle, Morgan, Spiegelhalder, & Espie, 2011），夜間と日中の睡眠に関する問題は機能的に独立している可能性があると示唆する研究もある（Lichstein et al., 2001; Neitzert Semler & Harvey, 2005）。そのため，TranS-C には，日中の機能に関するモジュールも含まれている。

目標は現実的で，具体的で測定可能であるように設定しなければならない。本章の前半で述べたように，セッションごとに目標の進捗をモニタリングするため，睡眠日誌に質問を追加する。

- 現実的で具体的な夜間睡眠の目標の例：午後10：00 までに寝床に入り，午後10：20 までに眠る。寝床に入る1時間前に携帯電話をのスイッチを切る（「よく眠る」という表現は曖昧であるため，使用しない）。
- 現実的で具体的な日中の目標の例：平日でも週末でも同じ時刻に起床し，目が覚めてから10分で寝床から出る。二度寝はしない（「朝は気分よく過ごす」という表現は曖昧であるため，使用しない。

睡眠の問題を抱える人の多くは，単純に「夜によく眠れる」ようになりたいと言う。しかし，「夜によく眠れる」の定義は人によって異なる。夜中に目を覚まさずに眠ることをさす人もいれば，深く眠れることをさす人もいる。「夜によく眠れる」の本当の意味を理解し，夜間の睡眠に関する非現実的な信念があれ

ば解消する必要がある。以下のその例を挙げる。

- 睡眠を「中断されたくない」クライアントには，夜中に目覚めることは一般的で正常であり，特に年齢が進むにつれて，より一般的になることを説明する。
- 「深く眠りたい」クライアントには，全ての人間が深い眠りに到達できることを説明する。人間は生まれつき深い眠りにつけるようになっているので，「深い眠り」を目標とすることは現実的ではない。セラピストは，そのクライアントの情報をもとに，現実的で測定可能な目標に変更してもらうよう，はたらきかける必要がある。心配ごとがあるため，眠りについたり睡眠を維持したりすることが難しいと訴えるクライアントには，次のように話すと良い。「不安に駆られている人が，眠りが浅いと訴えることは珍しいことではありません。睡眠中も，心配が続いているような気分になることもあります。ですから，睡眠前や睡眠中の不安を減らすことを目標にするのはいかがでしょうか。このような目標設定に興味はありますか？」
- 枕に頭を乗せた瞬間に眠りたいというクライアントには，睡眠は照明を消すように瞬間的に訪れるものではなく，だんだんと光が弱くなっていくように次第に訪れることを説明する。寝床についてから実際に眠りにつくまで 20 分ほど掛かるのは，全く正常なことである。睡眠・覚醒の移行（夜に眠り，朝に目覚める）には時間が掛かるのである。
- クライアントの目標が「爽やかな朝を迎える」ことである場合，（1）爽やかな朝を迎える最良の方法は，睡眠健康の 6 次元に沿って，睡眠・覚醒のスケジュールを見直して睡眠を改善すること，（2）睡眠慣性，つまり睡眠から覚醒への移行段階というものが存在するため，覚醒した直後に意識がまどろむことは正常であり，すぐにエネルギッシュにはなれないことを，クライアントに伝える。詳細は第 5 章を参照されたい。
- クライアントが睡眠時間を減らすことや増やすことを目標としている場合，次のように説明すると良い。「あなたは 1 日に 6, 7 時間（あるいは 9, 10 時間）の睡眠を取りたいとおっしゃっていましたね。睡眠に関する研究によると，成人の理想的な睡眠時間は 7, 8 時間です。1 日 8 時間睡眠を目標に設定するのは，いかがでしょうか？」

このような点を教育の一環で説明することで，現実的な目標を円滑に話し合い，睡眠に関する非機能的な信念を特定し修正することができる。これについ

ては，第5章で解説する。日中の目標と夜間の目標を別々に記録するには，付録5を使用されたい。

　次に，睡眠に関する目標と動機の関連づけを行う。例えば，ある15歳のクライアントは自動車を買いたいので，週末のアルバイトを楽しみにしていると言っていた。彼は放課後に90分間仮眠をとっており，そのせいで夜遅くまで起きていた。このクライアントに仮眠をやめさせる動機づけを行うため，セラピストは，アルバイト先の上司は仕事の日の午後に仮眠をとることを許してくれると思うか，と質問した。この質問がきっかけとなって，このクライアントは放課後の仮眠を止めて早く就床するようになり，睡眠全般を改善することができた。思春期に長い睡眠時間を確保させようとするなら，次のような動機づけが有効となる。①頭脳は25歳まで成長を続けるため，睡眠は脳の成長に不可欠である，②睡眠は，身体の成長や筋肉の成長，スポーツの技術向上に不可欠である，③睡眠は集中力，学習，記憶力，学校の成績を上げるうえで重要である。

　介入目標は，セッション1と2で設定されることが多いが，介入が展開するにつれて，定期的に目標を改めて評価して調整しなおす必要がある。また，最初に立てる目標は長期的なものであり，介入が完了するまでに達成するものであると明確に伝える。こうすることで，クライアントは毎週，少しずつ目標に向かって進むことになる。例えば，ある思春期のクライアントが介入を開始したとき，就床時刻の平均は午前0：30であり，長期目標は就床時刻を常に午後10：00にすることだった。この目標を達成するために，毎週，就床時刻を30分ずつ早め，概日リズムを調整していった。最初の週に，就床時刻を午後10：00にしてしまった場合，このクライアントは寝床に入っても，眠れぬまま2時間30分過ごすことになったはずだ。

具体的な長期目標を設定する際の例外

　原則的には，序盤のセッションで設定する目標は具体的にする。ただし，学校や仕事に行く時刻と必要な睡眠時間を考慮すると，現時点の就床時刻に対して目標の就床時刻があまりに早くなってしまう場合は，例外となる。例えば，目標とする就床時刻が午後10：00で，現在の就床時刻が午前1：00である場合，クライアントが実現不可能に感じて動機づけが下がる可能性がある。そのため，「就床時刻を早くする」のようにおおまかな目標を立て，介入の進捗状況に合わせて具体的で実現可能な目標を設定していくのが良い。

第 4 章

TranS-C 中核モジュール

　本章では，TranS-C における 4 つの中核モジュールを紹介する。TranS-C の中核モジュール 1，2，3 は，健康的な睡眠を定着させるうえで中核をなす，強力な要素である。双極性障害と診断されたクライアントの研究では，これらの 3 つのモジュールはスリープヘルスを改善するうえで十分な効果が示されている（Kaplan & Harvey, 2013）。介入の最後に行われる中核モジュール 4 は，介入終了後にも介入効果を維持することを目的としている。

中核モジュール1：規則的な就床時間──起床時間を定着させる

　TranS-C を支えるスリープヘルスの枠組みは，就床・起床時刻を規則的にすることを中心に据えている（Buysse, 2014）。さまざまな研究から，就床・起床時刻の不規則さが，学業成績の不振，精神疾患，概日リズム睡眠・覚醒障害，不健康，糖尿病に関連することが証明されているからだ（Bei et al., 2016）。

パートA. 規則的な就床・起床時刻を定着させる

　現実的で規則的な就床・起床時刻を定着させることは，重要な目標である。睡眠日誌をクライアントと一緒にふりかえることから始め，就床・起床時刻が不規則になっていないか，日によってばらつきはないかを確認する。たいてい，不規則な就床・起床時刻が目立つ。

　図 4-1 は，第 2 章で説明した睡眠日誌の例である。質問 5 への回答から，このクライアントは，日によって就床時刻に 5 時間の差（午後 11：00 から午前

私の睡眠日誌

日付	例 2017/1/9	2017/7/26	2017/7/27	2017/7/28	2017/7/29	2017/7/30	2017/7/31	2017/8/1
曜日	月	水	木	金	土	日	月	火
眠った曜日	日	火	水	木	金	土	日	月
1. 昨日仮眠をとった時刻や長さを記入してください。	午後11:30～11:45 午後3～5	0	20分 午後2時	0	0	20分 午後1:00	0	0
2a. 昨日は何杯アルコールを含む飲み物を飲みましたか？	2 杯	0 杯	0 杯	0 杯	0 杯	0 杯	0 杯	0 杯
2b. 最後にアルコールを含む飲み物を飲んだのは何時ですか？	7:30 午前/午後(午後)	なし 午前/午後	なし 午前/午後	なし 午前/午後	なし 午前/午後	なし 午前/午後	なし 午前/午後	なし 午前/午後
3a. 昨日は何杯カフェインを含む飲み物（コーヒー、紅茶、コーラ、エナジードリンク）を飲みましたか？	3 杯	0 杯	0 杯	0 杯	2 杯	0 杯	1 杯	0 杯
3b. カフェインを含む飲み物を最後に飲んだのは何時ですか？	8:00 午前/午後(午前)	なし 午前/午後	なし 午前/午後	なし 午前/午後	なし 午前/午後	なし 午前/午後	なし 午前/午後	なし 午前/午後
4. 昨晩は何時に寝床に入りましたか？	12:45 午前/午後(午前)	1:30 午前/午後(午後)	11:45 午前/午後(午後)	11:30 午前/午後(午後)	11:00 午前/午後(午後)	11:00 午前/午後(午後)	4:00 午前/午後(午前)	10:30 午前/午後(午後)
5. 何時に眠る態勢にはいりましたか？	1:15 午前/午後(午前)	1:30 午前/午後(午後)	11:45 午前/午後(午後)	11:30 午前/午後(午後)	11:00 午前/午後(午後)	11:00 午前/午後(午後)	4:00 午前/午後(午前)	11:00 午前/午後(午後)
6. 眠りにつくまでにどれくらいかかりましたか？	＿ 時間 30 分	＿ 時間 30 分	＿ 時間 30 分	＿ 時間 0 分	＿ 時間 20 分	＿ 時間 30 分	＿ 時間 20 分	＿ 時間 30 分
7. 目覚めたのは何回ですか？最後に目覚めた時は回数は含めないで下さい。	2 回	2 回	2 回	1 回	0 回	2 回	0 回	2 回

第4章　TranS-C中核モジュール　　107

8. それぞれどのくらいの時間目覚めていましたか？	1回目 30分 / 2回目 1時間30分 / 3回目 ___	1回目 3時間 / 2回目 1時間 / 3回目 ___	1回目 3時間 / 2回目 ___ / 3回目 ___		1回目 30分 / 2回目 30分 / 3回目 ___		1回目 20分 / 2回目 20分 / 3回目 20分
9. 最後に目覚めたのは何時ですか？	9:30 （午前）/午後	8:00 （午前）/午後	7:00 （午前）/午後	8:00 （午前）/午後	8:00 （午前）/午後	7:30 （午前）/午後	7:40 （午前）/午後
10. 寝床から出たのは何時ですか？	9:30 （午前）/午後	11:00 （午前）/午後	7:00 （午前）/午後	8:30 （午前）/午後	9:00 （午前）/午後	7:30 （午前）/午後	8:00 （午前）/午後
11. 昨晩の睡眠の質を評価してください。 1　2　3　4　5　6　7 悪い（よくない）　　　　完璧	5	2	3	7	4	5	4
以下、治療者が記入							
床上時間（TIB）	8 時間 00 分	11 時間 15 分	7 時間 30 分	1 時間 30 分	10 時間 00 分	3 時間 30 分	9 時間 30 分
総睡眠時間（TST）	6 時間 30 分	3 時間 45 分	1 時間 30 分	4 時間 00 分	7 時間 40 分	3 時間 10 分	7 時間 30 分
睡眠効率（SE）	81%	33%	53%	95%	77%	90%	79%
中央時刻（MST）	午前5:30	午前5:24	午前3:15	午前3:45	午前4:00	午前5:45	午前3:15

週間平均値
TIB：8時間28分
TST：5時間56分
SE：72.78
MST：午前4:24

図4-1　睡眠日誌の例

4：00）があることが分かる。また，質問 9 への回答から，覚醒時刻に 2 時間 30 分の差（午前 7：00 から午前 9：30）があることも分かる。この睡眠日誌をつけたクライアントは，このモジュールを実行しなければならないことが明らかだ！ さらに，質問 10 への回答から，起床時刻には，午前 7：00 から午前 11：00 までとばらつきがある。そのため，朝食をとる時刻に 4 時間のばらつきがあり，これも本モジュールに直結する特徴である。規則的な就床・起床時刻を定着させるためには，朝食をとる時刻も規則的にする必要がある。毎日の就床時刻が不規則ということは，1 週間の間に 5 つの時間帯を飛び越えていることと同じような状態なのだ！ セラピストはクライアントに時差が大きい国へ旅行をしたときに，睡眠リズムがどのようになったかを思い出してもらうのが良いだろう。そして，そのような旅行を毎週繰り返すとどうなるかを想像してもらうと良い。

図 4-1 のように，睡眠日誌から就床・起床時刻を規則的にしていくことが必要と示唆される場合，本モジュールの科学的根拠をクライアントに説明しなければならない。説明のポイントを以下に示す。

- 脳と身体は周期的に活動している。就床・起床時刻が規則的であれば，自然な概日リズム（24 時間）になる一方，不規則になると概日リズムの調整が難しくなるため，時差ぼけの状態になる。このような状態では，適切な睡眠時間を確保することは不可能である。
- 特に，起床時刻が規則的であることは，体内時計を同期させるうえで重要である。定期的に朝日を浴びることで外界（つまり，環境）に体内時計を同期させるのだ。体内時計は，人間にとって最も重要で，唯一の時間記録係なのだ。起床時刻が規則的になると，身体活動，朝食，社会活動など，その他の同調因子も規則的になる。
- 人間の身体の全ての細胞，全ての器官に体内時計がある。就床・起床時刻を規則的にすることで，全ての細胞・器官の体内時計を「同期させる」。これは健康を保つうえで極めて重要である。
- 日中や夕方に仮眠をとると，規則的な就床時刻が定着しにくくなる。仮眠は，恒常性維持機構のメカニズムによって蓄積された睡眠圧を放出してしまうからだ。
- 社会的リズム（例：食事のタイミング，活動，社会的交流など）も規則的にすれば，就床・起床時刻も規則的になりやすい。
- 規則的な就床・起床を習慣にすれば，満足のいく睡眠を手に入れられる。

恒常性維持機構による睡眠圧（あるいは「睡眠欲」）と概日リズムによる睡眠圧が，同時に頂点に到達するようになるのだ。

　クライアントには，規則的な就床・起床時刻を定着させるには数週間かかることを強調する。クライアントと共に睡眠日誌をふりかえった後で，就床・起床時刻を規則的にすることを長期目標として設定する。これは，クライアントが介入終了までに完了できるように設定する。図4-1の睡眠日誌を記入したクライアントに，就床時刻は午前0：00，起床時刻は午前8：30にすることを長期目標として提案した。特定の起床時刻（例えば，午前8：30）を設定したがるクライアントと，起床時刻に幅があった方が良いと感じる（例えば，午前8：00から午前9：00の間）クライアントがいることに注意する。クライアントの好み（例：好きなテレビ番組が終わる時刻）や必要性（例：クライアントが出勤のため起床しなければならない時刻）を聞き，それをふまえてを話し合いながら時刻を決める。この時刻に設定することで，寝床にいる時間は8.5時間となる。寝床にいる時間の長さは，照明を消してから眠りにつくまでの15〜20分間も考慮に入れる。また，夜中に1，2回はトイレや寝返りなどのために目を覚ますことも考慮する。夜中に目を覚ますと，再び眠るまで数分かかる。クライアントが8.5時間寝床ですごし，8時間の睡眠を確保した場合，睡眠効率は94％となる。これはとても良い数字である（成人の睡眠効率は85％以上，高齢者の場合は80％以上を目標としていることを思い出してほしい）。同時に，短期目標や週間目標も設定して小さなステップを踏むことで，長期目標を達成できるようにする。例えば，図4-1の睡眠日誌のクライアントの場合，短期目標とする就床時刻は直近の目標の2時間以内に，起床時刻は直近の目標の1時間以内に，それぞれ設定すると良いだろう。

　本モジュールの最初のセッションが終了したら，2回目からのセッションでは，最初に睡眠日誌に目を通し，就床・起床時刻が確実に目標に向かっているか確認する。毎回，目標時刻に就床・起床できた日数を確認する。確認したら，クライアントの努力を認め，それを言葉に出して称賛することを忘れてはならない。目標を達成できたのがたった1日だけだったとしても，必ずクライアントの努力を称賛する。その場合，目標達成できた夜に関して，「この日はどのようにして，目標時刻を達成したのですか？　この日は何が違いましたか？」と質問する。そして，他の日はなぜ，目標時刻に就床できなかったのかを考えてもらう。このようにして収集した情報をもとに，クライアントと共に次週の計画を立て，目標の就床時刻を定着させていく。

発生しやすい問題

クライアントが睡眠日誌を忘れる

　最も発生しやすい問題は，クライアントが睡眠日誌を忘れてくることだ。記入はしたが家に忘れてきた場合と，記入するのを忘れた場合がある。この場合，過去1週間の睡眠時間を推測する方法は2種類ある。1つの方法は，セッション内で，前の日の睡眠日誌を一緒に記入し，前日が典型的な睡眠であった場合，その数字をもとに一週間の睡眠を推測する。もう1つの方法は，一週間の平均を質問する方法である。例えば，「だいたい何時頃，寝床につきましたか？　就床時刻が早いときは，何時頃でしたか？　遅いときは，何時頃でしたか？」と質問するのが良い。

　睡眠日誌を必ず持参することの重要性を，クライアントに強調する。オンラインでリマインドのメッセージやメールを送っても良いだろう。睡眠日誌はセッションの中心であり，睡眠日誌には，中核モジュールや追加モジュールの進捗状況に関する重要な情報が記録されている。クライアントが睡眠日誌を記入できない理由があれば，話し合って，それを解消する。

夜間の食事

　夜食を取るために起きていることは，避ける必要がある。夜間は新陳代謝が低くなるため，身体は食べ物を欲してもいなければ，必要ともしていない。夜中に起きて夜食を取る習慣がある場合，クライアントは同じ時刻に空腹で目覚めるはずだ。最近の研究では，夜にカロリーを摂取すると，日中に同量のカロリーを摂取した場合よりも体重が増えやすいことが分かっている。

スケジュール調整の困難

　睡眠改善のためのスケジュール調整に苦労するケースは，多岐にわたる。例えば，ある思春期のクライアントは，週の半分は母親の家で過ごして午後11：00に就床することになっていた。残りの半分は父親の家で過ごし，そこでは午後9：00に就床することになっていた。そのため，父親と母親に就床時刻を同じにするように交渉した。双極性障害と診断されている別のクライアントは，週に5日は両親の家で過ごして，12歳の妹と同じ部屋を使っていた。妹のために，必ず午後9：00に就床し，午前7：00に起床していた。週の残りの2日は，ボーイフレンドの家で過ごしていた。ボーイフレンドは週に5日，午後11：00まで仕事をしており，そのあとクライアントを迎えに来るため，クライアント

は午前1：00まで眠りにつくことができない。そのため，ボーイフレンドと一緒の2日間は，十分に睡眠を取るために午前10：00まで眠り，翌日は3～4時間の仮眠をとらなければならなかった。この場合，セラピストは，クライアントがボーイフレンドの家で過ごす午後11：00から午前1：00の行動について質問し，就床時刻を60分早くすることができないか検討した。また，両親に家での様子を聞き，クライアントが眠ることができる部屋が他にないかも確認した。さらに，このような不規則なスケジュールが身体の自然なリズムに悪影響を与える科学的な根拠をクライアントに説明し，クライアントはこの情報を両親とボーイフレンドに話した。その結果，両親がクライアントに別の寝室を用意することで，より規則的な就床・起床時刻を定着させることができた。

パートB. リラックスの手順を学ぶ

　規則的な就床時刻を定着させるため，クライアントと協力して，夜に寝床に入るまでに徐々にリラックスしていくための手順を考える。クライアントはセラピストの手助けを得ながら，30～60分間で行う手順を考える。照明をうす暗くした環境で，リラックスして眠りにつくことができるよう行動する。本モジュールでは，夜型の睡眠習慣（もしくは夜更かし）になっているクライアントの概日リズムを前進させていく。

　本モジュールの科学的根拠の一部は，第3章で解説されている。最初に科学的根拠をクライアントに説明する。繰り返しになるが，光は，脳の部位である視交叉上核に強い影響を与える。視交叉上核は体内時計の中枢的な役割を果たしており，メラトニンと呼ばれる眠気を引き起こすホルモンの分泌をコントロールする。目から光が入り，それが脳へと情報が伝達されるのだ。夜になって外界の光が弱まると，視交叉上核は脳にメラトニンの分泌を増やすように指示し，眠気を感じるようになる。つまり，薄暗さや暗闇がリラックスするうえで重要な役割を担っているのだ。また，メラトニンは松果体から放出されるのだが，松果体もまた暗さが刺激となって眠気を引き起こす。メラトニンは暗闇にいる時だけ分泌される。明るい場所では分泌されないのだ！　就床時刻を過ぎても照明が煌々とついている状況では，メラトニンは分泌されず眠くなりにくいことは，覚えておく必要がある。また，寝室は適温で過ごしやすく居心地を良くすること，考え事や当日・翌日の心配事は徐々にリラックスするのに向いていないことも強調しておく必要がある。

　主な要点は付録2，3，6にまとめられているので，本モジュールとともに確

認されたい。資料を確認する際には，途中で定期的に小休憩を挟み，クライアントに質問したり，クライアントの症状がどれに該当するか検討したりするとよい。

本モジュールの最終目標は，リラックスした状態を導ける，クライアントが楽しみになるような手順が習慣として確立されることである。翌週までのホームワークとして，「私のリラックス法シート」（付録7）を使ってリラックスの手順について計画を書き出し，まとめてもらう。翌週のセッションからは，クライアントが予定した時刻にリラックスの手順を実行した回数と，目標とする睡眠状態にどの程度到達できたかを，ふりかえる。前述したように，クライアントが行った全ての努力を認め，声に出して称賛することを忘れてはならない。その後，クライアントと一緒に翌週の計画を考え，リラックスする手順を習慣化できるようにしていく。

睡眠・覚醒相前進障害と診断されたクライアントは，少しずつ**遅くまで起きていられる**ように，夜間に何らかの活動を行う必要がある。このようなクライアントの場合，リラックスするための行動は，他のクライアントとは全く異なる。このようなクライアントの介入については，追加モジュール3を参照されたい。

発生しやすい問題

電子媒体の使用

本モジュールで直面する最大の問題は，就床前のリラックスの手順の最中に，電子媒体（インターネット，携帯電話，音楽プレイヤー）を使用することである。

特に思春期のクライアントは，さまざまな電子媒体（YouTube, Netflix, テレビゲーム，テキストメッセージ，ポルノ，Instagram など）を使用しており，余暇の時間に電子媒体を使用せず過ごすことは想像できない。しかし，これらを使用すると，電子媒体から光が放たれるだけでなく，内容が刺激的なため，睡眠が妨げられてしまう。電子媒体の使用に関する科学的根拠の説明と使用による長所と短所を議論したうえで，就床30〜60分間前には電子媒体のスイッチを切って「電子媒体の休憩時刻」にできるのが理想である。クライアントが電子媒体のスイッチを切ることに合意した場合，次のように質問する。「電子媒体のスイッチを切ったら，どうなると思いますか？　代わりに何をしたいですか？」，「眠りにつくまで暗闇にいることになりますが，どう思いますか？」。

第4章　TranS-C中核モジュール　113

クライアントがこのような問題を懸念している場合は，追加モジュール4「睡眠関連の心配と不眠症の解消」に取り組むことを検討する。本モジュールでは，クライアントが非機能的な思考をコントロールし，肯定的な思考に目を向ける方法（例：感謝すること）を学ぶ。電子媒体の使用に代わる，実行可能で魅力的な過ごし方を計画する必要がある。

　就床時刻に電子媒体を使用することについて，クライアントの経験や考えをひも解いて理解していく。

- クライアントが電子媒体を使用できなかったとき（例：キャンプ）の話を聞く。電子媒体がないことをどう感じたか，代わりに何をしたか，聞く。
- 思春期では多くの者が毎晩ゲームをしている。その理由に関心を持つのが重要である。クライアントには，夜遅くまでゲームをしている理由を尋ねて理解する。質問する際には，「ゲームのどこが楽しいのですか？」と尋ねるよりも，「あなたの同年代がゲームに多くの時間を使うのはどうしてだと思いますか？」と尋ねる方が良い。
- 短期的なメリット（ゲームを楽しめる）と長期的なメリット（十分な休息，学校での成績など）について話し合う。
- 思春期のクライアントに自分の寝室の動画や写真を撮ってもらう。写真を見ると，照明や窓と寝床との位置関係が分かり，クライアントが夜間に明るい光を浴びないようにする方法を考えることができる。
- 動画を見るのではなくオーディオブック（訳注：本の文面を音読してくれるサービス）を聴くことで，電子媒体からの光を制限する。もしくは，電子媒体の画面を暗くするように提案する。
- 夜間に友人とテキストメッセージでやりとりしている場合は，友人グループに一緒にスイッチを切ることを提案してみるよう，すすめる。
- ある思春期のクライアントは，ポルノを毎晩2時間見ていた。セラピストはクライアントの睡眠日誌を見て，1週間の総睡眠時間（TST）を計算した。それから，総睡眠時間を増やすこと（1日5時間から）の長所と短所について話し合い，それを書き留めた。すると，そのクライアントは総睡眠時間を増やしたいと考え始めるようになった。セラピストは，どうすれば上手くいくかを判断するために，実験（例：ビデオを見る時間を1日2時間ではなく，15分にする）から始めることを提案した。
- クライアントが電子媒体の使用をなかなか諦めようとしない場合もある。この場合は，ハームリダクション（訳注：使用自体をすぐに減らせない場

合に，使用に伴う悪影響を減らすことを目的とした対処をとること）による
アプローチを用いて，クライアントの電子媒体の使用を段階的に修正し，
少しずつ健康的な方向にすすむようにする（例：iPadの画面を暗くする，
テレビを寝床から遠ざける）。電子媒体に関する介入は個別的に行うこと
で，効果を発揮しやすくなる。例えば，ある思春期のクライアントは，1.5
時間のSF映画よりも24分間の「サインフェルド（訳注：アメリカの国民
的コメディドラマ）」を見ることを選んだ。別の思春期のクライアントでは，
読書を始めると気づいたら1〜2時間経過してしまうので，問題になって
いた。このクライアントの場合，24分間の「サインフェルド」を見ると，
すぐに眠りにつくことができた。

　しかし，電子媒体の使用に関する科学的研究は初期段階であり，わからない
点も多いことに留意すべきである。電子媒体の使用と睡眠との間には一貫し
た関連性が示されているが，その多くは横断的研究である（Bartel & Gradisar,
2017）。実験研究による結果は，一貫していない。16名の思春期を対象とした，
入眠前の覚醒レベルや睡眠状態，翌朝の機能に関する研究では，就床前に1時
間電子媒体のディスプレイを見ても睡眠に悪影響を与えないことが示唆された
（Heath et al., 2014）。しかし，電子媒体の使用で覚醒が維持されたり熱中した
りしてしまうと，目標とする就床時刻にスイッチを切ることは難しいため，電
子媒体の使用が睡眠問題の原因となる可能性は依然として有る。睡眠の問題が
生じた結果として，電子媒体使用が増加していることを示す研究もある（Bartel
& Gradisar, 2017）。いずれにせよ，睡眠と電子媒体の関連については，今後の
研究の発展を待つ必要がある。

カフェイン
　カフェインの代謝速度は人によって大幅に異なる。カフェインを介入目標と
して設定する前に，クライアントの睡眠に対してカフェインの摂取量や摂取タ
イミングがどの程度問題になっているか判断する。
　急激にカフェイン摂取を制限すると，頭痛や疲労感といった症状が出ること
が多い。そのため，カフェインの摂取量とタイミングは**徐々に**変化させる方が
良い。
　クライアントの中には，夜にコーヒーやコーラを飲んでもすぐに眠りにつけ
る者もいる。クライアントがかなりの寝不足だったために，恒常性維持機構に
よる睡眠圧が，カフェインが促す覚醒レベルを上回っていた可能性がある。し

かし，このようなクライアントはカフェインの半減期が比較的長いことを理解していない可能性が高い。数時間眠って恒常性維持機構による睡眠圧が解放されて眠気が減った後，体内に残ったカフェインのせいで早朝に目覚めてしまい，再入眠することが難しくなるかもしれない。もちろん，カフェインによる覚醒効果に敏感ではない体質の可能性もある。

仮眠

　一般的に，仮眠をとると恒常性維持機構による睡眠圧が放出されて眠気が弱まって夜に眠りづらくなってしまうため，介入のあいだは仮眠をあまり推奨できない。ただし，夜間の総睡眠時間が不十分な場合は，午後3：00よりも前に，約20分の仮眠をすすめている。午後3：00から就床時刻までには十分な時間があるため，恒常性維持機構による睡眠圧を再び高めて眠気を貯めることができるからだ。もちろん，仮眠の傾向も個人差が大きいことに留意されたい。

パートC. 起床時の行動習慣の学習

　対人関係社会リズム療法（IPSRT: Interpersonal and Social Thythm Therapy）原則に基づき，それぞれのクライアントが起床時の手順「RISE-UP」を習慣化できるよう手助けする。規則的な起床時刻を定着させるとともに，睡眠慣性が長く続いて起床が困難になっているクライアントが起床しやすくなるようサポートする。睡眠慣性とは，睡眠から覚醒に移行する途中の状態である。これは正常な状態であり，大抵の人は5〜20分ほど続く。睡眠慣性が生じている間は，覚醒レベルが低い，認知能力があまりよくない，ふらつく，瞼が重い，肩こりを感じる，二度寝したい，といった体験が生じる。うつ病，双極性障害，統合失調症と診断されているクライアントは，睡眠慣性が数時間にまでおよぶ場合もある（Kanady & Harvey, 2015）。

　カプラン，タラヴェラ，ハーヴェイ（Kaplan, Talavera, Harvey, 2016）が確立した方法に沿って，起床時の手順を確立していく。まず，覚醒時の不快感は睡眠慣性によってもたらされる正常な状態であることを説明する。つぎに，このような不快感は，寝床に留まったり，二度寝したりすることでは解消されないことを指摘する。そして，寝床から出て，活動を始めるようすすめる。

　クライアントにそれぞれ合わせて「RISE-UP」の手順を習慣化させることは，規則的な起床時刻の定着という目標を達成するうえで重要だ。この手順には，活動スケジュールと起床する意志を強めるという目標設定も包含されている。

カプラン（Kaplan）らは，次のような「RISE-UP」を提案している。

- Refrain from snoozing（二度寝を我慢する）
- Increase activity（活動量を増やす）
- Shower or wash face and hands（シャワーを浴びる・手や顔を洗う）
- Extra sunlight（太陽光をたっぷりと浴びる）
- Upbeat music（アップビートの音楽を聴く）
- Phone a friend（友人に電話する）

「RISE-UP」を構成する内容は，クライアントの好みに合わせて決めていく。例えば，全てのクライアントがアップビートの音楽を好んでいるわけではない。クライアントには，寝床から出ようと思えるようなアイデアを出すようすすめる。例えば，10 代後半のクライアントは，寝床の右側に寝室の全ての照明に繋がった紐を置き，その紐を引けば寝室の全ての照明を同時に点けられるようにした。これにより，このクライアントは起床する動機づけを高められた。別の思春期のクライアントは，iPod に起床用のプレイリストを入れ，毎朝かけるようにした。

　クライアントに「RISE-UP」を翌週までのホームワークとして取り組むよう依頼し，翌週のセッションで進捗状況を確認しながら，一緒に習慣として確立させていく。進捗状況を確認する際は，特定の状況では睡眠慣性が酷くなると感じているか，聞いてみる。例えば，次のような時，睡眠慣性が悪化すると感じている場合がある。

1. 辛い日や気がすすまないことがある日の朝。もしそうであれば，目覚めたときに体験する気分や感情が必ず睡眠のせいとは限らないということなので，重要な気づきである。
2. 睡眠不足の時，あるいは，良く眠れなかった日の次の朝。
3. 就床・起床時刻のスケジュールが不規則な時。

　中核モジュール 1 のパート B と C で重要な点は，適切な時刻に光を浴びたり避けたりすることにも重視しながら，リラックスの手順や「RISE UP」の手順を習慣化することである。朝は太陽光を浴び，夜はクライアントが決めた時刻に電子媒体を消して薄暗い環境で過ごすという，朝と夜の行動習慣を確立させるのである。

目覚まし時計を使って起床することは不健康ではないかと質問されることがある。そういった科学的根拠はない。実際に，多くのクライアントが寝過ごさないように目覚まし時計を使用している。第3章にある横断モジュール2に関連する資料（付録2・3）をクライアントに紹介するのが良いだろう。特に，朝方は睡眠が浅くなっているため，比較的簡単に覚醒できることをクライアントに説明しておくとよい。また，目覚まし時計を止めた後も睡眠慣性があることは極めて正常であることも，クライアントに解説する。睡眠慣性は，睡眠から覚醒への通常の移行状態であり，起きた瞬間から元気一杯の人間などほとんど存在しない。つまり，目を覚ましたあとに睡眠慣性の症状があったとしても，目覚まし時計を止めて二度寝をする必要はなく，むしろ寝床から出て一日の活動を始める合図なのだ。そうすれば，睡眠慣性の症状は徐々に解消されていく。

中核モジュール2：日中機能の改善

本モジュールの理論的根拠には，2つの要素がある。1つ目は，誰にでもよく眠れない夜があるため，睡眠不足の状態でも翌日を乗り切るスキルを身に着けることだ。中核モジュール2は，このようなスキルを身につけるために開発された。2つ目は，夜間の睡眠状態の悪化と日中機能の低下は必ず関連しているわけではなく，むしろ少なくとも一部は独立して発生するということだ(Lichstein et al., 2001; Neitzert, Semler & Harvey, 2005)。このため，TranS-C には，クライアントの日中機能を改善する方法も含まれているのだ。

クライアントは，前の晩の睡眠状態や自分が感じる活力の程度を基準に，日中の活動計画を立てる傾向がある。多くのクライアントは，活力は日中の活動を通じて少しずつ消耗し，睡眠か休息を取らない限り補給されないと考えている。そのため，クライアントの多くは，睡眠不足の翌日は，活力を節約するよう努める。例えば，職場では，書類整理やデータ入力などの簡単な（日常的な）仕事を優先的に行い，より活力を必要とするミーティングや社交活動は避ける。このような対処方法では，その日は楽しみがなく，退屈で生産性が落ちるという短所がある。また，そのような状況では，疲労感や眠気を避けることができない。

そのため，本モジュールでは，「活力は，睡眠か休息を取らないければ回復しない」，「日中の疲労感をなくすには，睡眠時間を長くするしかない」，「活力があまりないので，何とかしてあまり消費しないようにしなければならない」といっ

た非機能的な信念の修正も目標としている。行動実験をとおして，<u>睡眠以外にも</u><u>活力のレベルに影響を与える要素が数多く存在すること</u>を実感してもらう。

睡眠と日中の活力実験

　本モジュールの中核は，睡眠と日中の活力実験である。この実験では，はじめに一週間の睡眠と日中の活力を検証する。クライアントと睡眠日誌をふりかえり，夜間睡眠が良好であるのに日中の活力が低い例や，反対に夜間睡眠は良くないが，日中の活力が高い例を指摘する。そして，次のように話しかける。「さて，これはとても興味深いことですね。睡眠が日中の活力にそれほど影響しないのなら，他の何かが影響を与えていることになりますね」。次に，クライアントと一緒に，何が活力に影響を与えているか意見を出し合って書き留め（例：「その日の仕事は退屈でストレスがたまりました」，「彼女と喧嘩しました」），睡眠と日中の活力実験のベースとして使用する。また，実験については次のように説明すると良い。「一緒に実験してみませんか。実験では，これまでと正反対の行動をしてみて，活力レベルに変化が現れるかを検証します」。

　実験を設定する際は，「活力を増加させられるのは，睡眠と休憩だけだ」，「活力があまりない場合は，活力を節約する必要がある」といった信念が正しいかどうかを試すために実験を行うことをクライアントに明言しておく。理想的には，このような信念をクライアント自身の言葉を使って説明した方が良い。実験のやり方自体はさまざまな方法がある。

実験方法1

　最初の2日間は，クライアントが疲れたときに「いつもすること」（例：仮眠する）をして，次の2日間はいつもとは違うことをしてもらい，その結果を比較する。いつもと違うことについては，クライアントにとっては全く新しい経験となるため，クライアントとアイデアを出し合い，何を行うか決める。例えば，運動をしたり，日光浴をしたり，友人を訪ねたりするのが良いだろう。そして，クライアントがこれらの条件で実験を行ったら，すぐにその様子を観察してデータ収集できるようにする。例えば，クライアントに，それぞれの行動をとったあとはどのような感じがしたかを「1 = 活力が低い」〜「10 = とても活力が高い」の10段階で評価してもらい，セラピストにメールを送ってもらうのも良いだろう。あるいは，この実験のための記入用紙を用意し，そこに評価を書きこんでもらっても良い。

実験方法2

　この実験では，セッション中に行うもので，はじめに10段階でクライアントに自分の活力レベルを評価してもらう。セラピストも自分の活力を評価する。その後クライアントと一緒に，外を散歩する，歩く，階段を駆け足で上下する等の運動を行う。クライアントが運動を制限されている場合は，椅子を使った運動を一緒に行う。椅子を使った運動とは，座ったまま行うジャンピングジャックやアブツイスター（訳注：エクササイズの名称）などである。運動終了後，クライアントとセラピストはそれぞれの活力レベルを再評価し，自分たちの経験を話しあい，結論を導く。

実験方法3

　2日間かけて行う実験である。1日目の最初の3時間は活力を**節約**し，次の3時間は**積極的に消費**する。2日目は，最初の3時間は活力を積極的に消費し，次の3時間は節約する。各3時間の実験後に，クライアントは自分の疲労感，気分，対処方法を10段階で評価する。実験の前に，活力を節約するとはそのクライアントにとってどういうことか，慎重に質問しながら理解を深める。例えば，同僚との交流を避ける，仕事をゆっくりとしたペースで行う，日常業務だけを行う，職場の友人と昼食に出かけない，電話をかけ直さないなど，がある。反対に，活力を消費する方法についてもアイデアを出しあっておく。例えば，10分間の散歩，不在着信を全て掛けなおす，同僚とお茶しに行く約束をする，書類仕事を全て片付ける，冷水器まで歩いて行って水を飲む，地元の店に出向いて雑誌や菓子を買う等の行動がある。

BOX4-1　日中の疲労感のコントロール

睡眠状態に悪影響する日中の活動	睡眠状態の悪化を軽減させる日中の活動
● 価値がないと考える ● 社会的交流に参加しない ● 気分がどんなに悪いかを考える ● 午後は休みを取って，長い時間仮眠する ● 今夜はよく眠れることを考え，計画を立てる	● 犬を走らせる ● ドライブではなく散歩する ● マイナスの考えが浮かんだら，それを否定する ● チャレンジできる活動，注意を引き付ける活動を行う（ジムに行く，友人と出かける手配をする等）

このような実験によって，活力レベルに影響を及ぼす要素が睡眠以外にもあることを証明する。特に，クライアントにとっては，活力レベルに影響を及ぼす要素が日中にもたくさんあると学ぶことができる。そして，日中の活力レベルは柔軟にコントロールしたり，容易に高めたりできるという信念ができていく。これは，活力レベルは一日を通じて少しずつ消費されるという信念とは相反するものだ。次に，クライアントは，「活力を生み出す活動」と「活力を消費する活動」のリストを作る。このリストを活用すれば，日中の疲労を上手くコントロールできるようになるはずだ（BOX 4-1 の例を参照）。毎回のセッションの中で，日中機能の改善に取り組み，睡眠状態が悪くても対処できるようなメニューの開発を続ける。

工夫のしかた

　実験で得られた結果は，その後のセッションで再び実験に取り組んで検証を繰り返し，実験で得た体験を強化する必要がある。また，クライアントが日常生活で疲労を感じた時に活力を生み出す活動に積極的に取り組むよう促す。その際は，セッション中に話し合う，実際にその場でやってみるなどして，手助けする（例：「どのように活力を生み出しましたか？」，「何が悪かったと思いますか？」）。過去をふり返って確認する方法も有効である。例えば，「睡眠不足の日でも活力を感じた日がありましたか？」「わくわくするようなイベントのときなどはどうでしたか？」と質問するのもよい。

疲労感の原因が薬にあるという信念への対応

　鎮静作用のある薬を使用するクライアントには，日中の疲労感は鎮静作用が原因で，自分では活力をコントロールできないと思い込んでいる者もいる。そのようなクライアントには，セッション中にワークを行う。「この日の疲労感の原因と思われるものを，全て挙げてみましょう」と問いかける。疲労感の原因の一覧には，鎮静作用のある薬が挙がるはずだ。さらに，それ以外にも，運動不足，仕事が退屈，砂糖やジャンクフードの食べすぎ，社会的交流の時間を十分に取っていない等も挙がるかもしれない。次に，ホワイトボードや白紙に円を描き，円グラフを作っていく。「では，一緒に考えましょう。この日の疲労感の原因と思われるもののなかで，運動不足はどれくらいの割合を占めていると思いますか？」と問いかける。クライアントは 20％ と答えるかもしれない。描いた円のうち 20％ に相当する部分に印をつけ，そこに「運動不足」と書く。

さらに，他に挙げられた原因についても同じように疲労感の全体を占める割合を質問し，記入していく。最後に，鎮静作用のある薬が原因と思われる割合も「円グラフ」に加える。記入が終わったら，次のように話す。「さて，これは興味深いと思いませんか？この日の疲労感の原因と思われるものには，修正可能なものもあるようですね。例えば，運動不足，一日中家の中にいる，友人や家族から孤立した気分になる，などの項目です。これらをふまえ，社交的な交流を増やす，少し運動する，屋外で過ごすなどを実験してみるのはどうでしょうか？このような実験が，疲労感の緩和に役立つか検証してみませんか？」。このようなワークはクライアントの視点を変化させ，鎮静作用のある薬を服用し続けながらも，日中機能を改善させるきっかけになる。

注意に関する実験

　注意をむける方向が，日中の活力に影響する場合もある。これについては，次のようにクライアントに説明する。

　　「とても気にしていることがあると，そのことばかり目を光らせて，それに関連するものに注意が向いてしまっても無理はありません。同じように，睡眠の問題を抱える方々は，睡眠の問題の兆候を探し出してしまいがちです，それも一日中。しかし，常に注意を怠らず『警戒態勢』でいると，問題を更に悪化させてしまいます。これから，よくある例をお話しますから，あなたも共感できるか考えてください。サリーは歩き始めるとすぐに，身体が十分にゆったりできているか確認します。すると，自分の筋肉にはいつでも痛みがあり，疲労していて，瞼も重いと感じます。そして，『これは大変だ！昨夜はよく眠れなかったんだ！』と考えます。サリーは悲しくなり，今日一日をどのように乗り切れば良いのか不安になります。一日中，サリーは疲労感を確認してます。頭が良く働いているか，オフィスまでの階段を上るときに足が重くないかを確認します。また，仕事をしている間は，ミスをしていないかと目を光らせます。」

　セラピストはクライアントに，自分が日中の行動をモニタリングしているかどうか，そしてモニタリングが日中の活力に影響を与えていると思うかを質問する。そして，次の実験のいずれかを行う。

1. セッション中に，一緒に散歩する。最初にクライアントとセラピストがそれぞれ，0〜10の数字で疲労感のレベルを評価する。次に，5分間の散歩をする。散歩中は，身体の内部感覚に注意を向ける。特に，疲労感には注意する。5分間の散歩が終わったら，それぞれが散歩後の疲労感を評価する。次の5分間の散歩では，樹木や花，空など，身体の外側にあるものに注意を向ける。5分間の散歩が終わったら，0〜10で，それぞれの疲労感を評価する。評価が終わったら，部屋にもどって評価の結果を確認する。

2. 次のセッションまでの休日に，ハイキングの実験に取り組むことを提案する。ハイキングでは，最初の30分間は「足の調子はどう？」，「お腹の感じはどう？」，「頭や肩はどんな感じがする？」とクライアントは自分に問いかける。そして，疲労，活力，ハイキングの満足度をそれぞれ評価してもらう（小さなノートを持っていき，0〜10までの数字で程度を評価して記入する）。次の30分間は，「何が見える？」，「景色はきれい？」，「野の花は咲いている？」と自問し，30分のハイキングが終わったら，「0〜10」までの疲労感尺度を使用して，先ほどと同じように疲労感を評価してもらう。

これらの実験では，クライアントの注意を「花の香りをかぐこと」，「考えごとばかりせず，外の世界に没頭すること」，「疲労の徴候を発見する探知機のスイッチを切ること」に向けることが重要である。クライアントには，「トラブルを見つけようと思えば，トラブルは必ず見つかる」と説明している。注意の方向を変えることで，安心や活力を感じることができるのである。

セッション中に眠気を訴える場合の対処

セッション中に眠気を訴えるクライアントへの対処方法を紹介する。

- セッションの一部を起立して行う。最近のことだが，眠気があり，気分が落ち込んでいて，セッションに積極的でない思春期のクライアントにこの方法を試してみた。その思春期のクライアントが眠気と戦っているのが分かったので，セッションの一部を二人とも立ち上がって行うことを提案した。セラピストが立ち上がると，続いて思春期のクライアントも立ち上がった。3分後にクライアントが腰を下ろすと，セラピストも腰を下ろした。起立することは，このクライアントには驚くほど効果的で，眠気はなくなったようだった。

- セッションに動画を取り入れる。動画を鑑賞することで，セッションに集中しやすくなり，目覚めた状態で過ごしやすくなる。
- 活力を生み出す活動を一緒に行うことを提案する。思春期のクライアントであれば，腕立て伏せやジャンピングジャックをする者もいるだろう。あるいは，ヨガのポーズを選ぶ者もいるかもしれない。身体活動が制限されているクライアントについては，椅子を使った運動を行うのもよい。このようなセッション中の行動実験は，睡眠と日中の活力実験の一部として設定し，実験の前後でクライアントに活力レベルを「1＝活力無し」から「10＝活力最大」で評価してもらうと良い。もちろん，他によりよい評価のしかたがあれば，それを用いても良い。
- クライアントがより多くの資料に目を通して理解を深められるよう，提供する資料の分量を多くする。
- 「もし……したら，どうなると思いますか？」と質問することで，思考実験を行う。
- クライアント自身の経験談を引き出して，それをもとに要点を書き出す。
- これまでの各セッションで扱った要点を書いてまとめてもらう。これは，認知行動療法（CBT）で中心的なスキルでもある。クライアントに自分で要点をまとめるように指示することで，クライアントはセッション内容により集中するようになる。ただし，クライアントが乗り気ではない場合は，セラピストがまとめても良い。
- 医師が薬を処方するように，「行動の処方箋」を渡す。事前に印刷しておいた用紙に，クライアントに合わせた就床・起床時刻や仮眠回数などを書く。

中核モジュール3：睡眠に関する信念をやわらげる

　睡眠に関して非機能的な信念を抱いていることはよくある。このような信念には，「睡眠は時間の無駄」，「私以外の人はみんな8時間眠っており，朝は爽快な気分で目覚める」，「疲労感が残ったり，日中に記憶や集中力が途切れたりすることは異常だ」，「練習すれば，睡眠時間を減らすことができる」といったものがある。第2章では，睡眠に対する非機能的な信念と態度質問票（DBAS: Dysfunctional Beliefs and Attitudes about Sleep Scale）を，不眠症に関連づけて解説した。クライアントを理解するにつれて，睡眠状態の改善に非機能的な信

念を抱えていると気づくこともある。

　中核モジュールに，睡眠に関する非機能的な信念を修正することを含めたことには，大きな理由がある。不眠症への介入の場合，介入前後でこうした信念が軽減すると，介入終了後も良好な睡眠状態が続きやすいことを示す研究があるのだ（Edinger et al., 2001; Morin et al., 2002）。

　本モジュールを双極性障害のクライアントに実施する際は，その特徴に応じて調整する必要がある。例えば，睡眠に対する非機能的な信念と態度質問票（DBAS）には，1・2晩眠らないと「ノイローゼ」になってしまうのではという心配について問う項目がある。不眠症のクライアントの多くにとっては非機能的な信念であるが，双極性障害クライアントにとって，断眠は躁病エピソードのきっかけになり得るため，実際に非常に危険になりかねない。そのため，双極性障害のクライアントは，睡眠が十分に足りているかどうか不安を感じている場合が多い（Harvey, Schmidt, Scarna, Semler, & Goodwin, 2005）。不安自体が睡眠を妨害するため（Espie, 2002），このような場合は，信念を修正するよりも，寝床での心配事や反芻，不安に対処することに焦点を変えるのがよい（第5章，追加モジュール4で議論する）。

　こうした信念に対しては，心理教育や誘導による発見，クライアントに合わせた実験を用いて対処する（Ree & Harvey, 2004）。実験の内容はクライアントごとに個別に設定し，そのクライアントが抱いている別の信念にも対処できるように工夫する。ある論文で解説されたものを，以下にいくつか紹介する（Harvey & Eidelman, 2011; Harvey & Talbot, 2011）。また，中核モジュール2で紹介した睡眠と日中の活力実験は，日中の疲労感に関する信念に対しても，大変有益である。

睡眠をコントロールすべきという信念に対する実験

　クライアントは「睡眠をコントロールできなくなってしまうかもしれない。一生懸命眠ってコントロールを取り戻さなければならない」という信念を抱えていることが多い。この信念に対しては，次のような実験が有効である。最初の晩は，睡眠をコントロールできるような行動であれば何でも取り組んでもらう。二晩目は，そうした行動を全てやめてもらう。この実験を始める前に，クライアントが自分の睡眠をコントロールする方法と，これらを止める方法を明確にしておくことが重要である。睡眠をコントロールする方法はひとりひとり異なるのである。実験を行う前に概要を説明し，実験結果も予想してもらう。

大抵のクライアントは,「一生懸命眠ろうとしなければ,一睡もできないだろう」と予想する。実験結果を測定する際には,睡眠日誌を使用する。特に,睡眠潜時と睡眠時間,中途覚醒回数に注意して記録してもらう。

実験後,多くのクライアントは,睡眠をコントロールしようとすればするほど,コントロールできなかったと結論づける。つまり,積極的に睡眠をコントロールしようとするほど,事態は悪化したのだ。この実験は,睡眠は自分の意志とは関係なく生物学的メカニズムによって自然発生的にもたらされるため自分でコントロールする必要はない,ということを話し合う機会にもなる。また,ナイア・ブルームフィールド(Niall Broomfield)とコリン・エスピー(Colin Espie)が行った研究では,睡眠をコントロールしようとする行動は,実際にはかえって不眠症状を悪化させ,長引かせることが証明されている(Broomfield & Espie, 2005)。最後に,エスピー(Espie, 2002)が行った興味深い実験に言及したい。人は「眠るために何をしていますか」と質問されると,良く眠れている人であっても当惑し,明確な行動を回答することはできない,という研究である。つまり,睡眠という状態は受動的なもので,努力など必要ないのである(Espie, 2002)。また,我々は,良く眠れる人々は覚醒し続けようと努力して不眠症の人々は眠ろうと努力するものだ,という説明もしている。すなわち,良く眠れる人は,これ以上目を開けていられないから眠るのであり,眠ろうと努力しているわけではないのだ。睡眠とは無意識の体験である。限界まで目を開けていることはできるが,強制的に眠りに落ちることはできない。

他の人の睡眠に関する調査実験

この実験は,デイビッド・M・クラーク(David M. Clark)の不安障害に関する研究に由来する(Clark et al., 2006)。調査を行う実験の目的は,正常な睡眠とは何か,についてクライアントの視点を広げてもらうことである。クライアントが自分と年齢に近い人たちに調査に協力してもらい,他の人の睡眠体験についてデータ収集する。良い睡眠をとるための対処方法についてアイデアを問う質問を収集するのも良い。この実験を行う前に,睡眠に対する非機能的な信念と態度質問票(DBAS)に対するクライアントの回答を再確認する(Morin, 1993)。0～10の評価で5以上としていた項目があれば,調査でその項目が示す信念について正しい情報を得られるよう,質問内容を工夫する。また,クライアントの信念を特定するため,これまでの全てのセッションの記録もみなおす。セッションの前に,これらの信念に関するデータを取得できるような調査

実験用の質問票のたたき台を，セッション前にあらかじめ用意しておくと良い
だろう。

　この実験の導入にあたっては，クライアントが睡眠に関する考えをどのよう
に培ってきたかを質問することから始める。クライアントは，よく眠れる人が
眠る方法について，どのように考えているのか？　クライアントは，そのよう
な考えについて興味があるか？たいていのクライアントは，他の人の睡眠方法
を知ることや，自身の睡眠問題について科学的な手法でアプローチすることに，
関心を持つ。

　次に，調査の説明をする。

　　　「これは非常に効果があるとわかっている介入です。一緒に調査の質問
　　票を作成して実行していただきます。調査からは多くを学ぶことができま
　　す。……」

- 「調査を行うと，よく眠れる人から，眠れるための秘訣を聞くことができます」
- 「また，よく眠れる人がどれほど良く眠れているかを知ることができます。
　介入を受けている人の中には，良く眠れる状態とはどういうことか忘れて
　しまっている人もいます」
- 「また，調査をすれば，データに基づいて，睡眠について考えることができ
　ます。大抵の人は，雑誌の記事や，保護者，自分の体験をもとに睡眠に対
　する考えを確立させてしまっています」

　　　「一緒に調査項目を考えて，同じくらいの年齢の人たちに調査を行うこと
　　について，興味はありませんか？　睡眠は年齢によって異なりますから，
　　同じくらいの年齢の人たちに絞りたいと思います。また，収集するデータ
　　は，あなたの睡眠の問題に関連するものとします。過去に行った調査から，
　　役に立ちそうな質問を集めておきました［セッションの前に用意しておい
　　た質問票のたたき台を見せる］。では，一緒にどの質問を使用するか決めた
　　いと思います。追加したい質問があったら，遠慮なく言ってください」

　セッションの中で，オンライン調査システムを利用して，クライアントと協
力して調査項目を作成する（例：www.surveymonkey.com）。BOX 4-2 によくあ
る調査の例を示す。クライアントは 10 件以上の回答を収集しようとすること
が多い。セラピストも一緒に回答を収集する。睡眠は年齢に伴って変化するた

め，回答者はクライアントだいたい5歳差以内の年齢の人々にする。例えば，70歳のクライアントが20歳の被験者の回答を加えても，睡眠に大きな違いがあるため，意味がない。また，調査のデザイン全般や潜在的なバイアスについても話し合う。回答者の数が多いほど結果の妥当性が高くなり，他と異なる回答者によって結果が歪められる可能性は低くなる。調査が少数で偏った回答者になってしまった場合に備え，以下に調査の例を示す。

BOX 4-2　実験調査の例（年齢範囲：50～60歳）

1. 平均すると，眠りにつくまでどれくらい掛かりますか？

　0～10分＝2人

　11～20分＝5人

　21～30分＝12人

　31～40分＝5人

　41～50分＝1人

　51～60分＝1人

　61分以上＝回答なし

　結論：眠りにつくまで，長い時間が掛かる回答が多かった（最多の回答：20～30分）。枕に頭を乗せた瞬間に眠りにつける者はほとんどいなかった。この事実を知ったのは良いことだ。私の夫は枕に頭を乗せた瞬間に眠るため，眠るまで，20～30分掛かるのは異常だと思っていた。

2. 平均睡眠時間はどれくらいですか？

　4時間＝回答なし

　5時間＝1人

　6時間＝2人

　7時間＝9人

　8時間＝10人

　9時間＝4人

　10時間＝回答なし

　結論：ほとんどの回答者が1日に7～8時間の睡眠をとっていた。7時間以下の睡眠をとっている成人がどれくらいいるかを見ることは興味深い。おそらく，1日8時間睡眠にそれほど注目しなくても

良いのかもしれない。

3. 理想的な睡眠時間を確保できない場合，（1日に）何時間眠れば，2日間なんとか過ごすことができますか？
3時間＝1人
4時間＝4人
5時間＝9人
6時間＝12人
7時間＝回答なし
8時間＝回答なし
結論：1日に平均5時間眠れば，何とか過ごすことができるようだ。毎日8時間眠らないと無理だと思っていた。

4. 大抵の人は夜中に目を覚ましますが，あなたは何度目を覚ましますか？　ほんの数秒，目を覚ました場合も含みます。
0回＝3人
1〜2回＝16人
3〜4回＝7人
結論：夜中に1–2回，目が覚めるので，私はどこかおかしいと思っていた。たいていの人が1〜3回，目を覚ますことは興味深い。成人が夜中に目を覚ますのは正常だと思う。

5. 日中に疲労を感じたり，無気力になったりしたことがありますか？
はい＝23人
いいえ＝3人
結論：多くの人が日中に疲労を感じていることがわかった。自分は疲労感を感じることが多いので，どこか悪いところがあると思っていたが，実際には違うかもしれない。

調査実験後のセッションでは，結果を一緒に検証し，クライアントが導いた結論について話し合う。BOX 4-2 では，大多数の回答者が，ストレスを感じたときに睡眠にトラブルが生じ，昼食後の仮眠のあとに疲労を感じていた。また，大抵の人は少なくとも数回よく眠れないことがあり，毎日 8 時間眠ることは非現実的だった。この結果を受けて，クライアントの睡眠への期待と日中の疲労感に対する考えが変化し，「完璧な」睡眠を確保できないことへの不安は緩和された。また，睡眠状態に対処する方法が考案された。

睡眠の知覚に関する実験

睡眠や概日リズムの問題を抱える人が，客観的に測定した睡眠時間よりも短い時間しか眠っていないと感じることは，決して珍しくない（Harvey & Tang, 2012）。この感覚に対しても対処が必要である。というのも，このような感覚は睡眠に対する不安につながり，睡眠状態が悪化する原因となるのだ。

全てのセッションで，こうした問題に自然と取り組めるよう心掛ける。例えば，クライアントは次のように発言する可能性がある。

> 「昨夜，変なことが起きたんです。私はほとんど眠れなかったので，朝食のとき妻に『よく眠れなかったんだ』と言うと，妻は笑って，呼吸は苦しそうだったけど一晩中ぐっすり眠っていたと言うのです。妻は気分が良くなかったため，夜中に何度も目が覚めたので，私がぐっすり眠っていたことに間違いはないようです。妻はいつでも私のことを支えてくれるので，妻がうそを言うとは思えません。私が眠っていなかったら，眠っていなかったと言うはずですから」

クライアントがこのような話をしたら，これを良いチャンスと捉え，クライアントに「それはどういうことだと思いますか？」と聞いてみると良いだろう。もしも，クライアントが自分の睡眠状態を誤って知覚している可能性について言及しなかったら，入眠時は記憶がないために睡眠を正確に知覚するのは極めて難しいと情報提供する。また，セラピスト自身が睡眠を知覚することが困難である例を提供しても良い。

- 例 A：「日曜日の午後に 10 分か 20 分くらい仮眠をすることがありますが，実際に起きると 2 時間も経っていることがあるんです。そんなに長い時間，

仮眠していたなんて信じられませんでしたけどね」

- 例B:「ロンドンからシドニーに行く飛行機での出来事は，特によく覚えていますよ。私は，2時間か3時間眠ったと思ったのですが，実際には20分しか眠っていなかったんです」

クライアントにも同じような経験があるか聞いてみる。

睡眠に対する知覚へのアプローチの仕方として，3種類の行動実験がある。1つ目の実験では，睡眠日誌に日中の活力に関する質問を加えて評価する（例：「1＝活力を感じない」から「10＝活力が満ちている)」までの10段階で評価）。クライアントが睡眠日誌を振り返るとき，良く眠れていなかったのに，日中は問題なく活動できていた日を指摘する。そして，「これはどういうことだと思いますか？」と質問する。こうすることで，睡眠の知覚の仕方を学ぶ機会となる。前述した要点をクライアントに紹介する。

2つ目の実験は，毎晩夜中に目が覚めるクライアントに対して，カウンターなど数を数える機器を枕の横に置いておき，夜中に目が覚めるたびにそれを記録するよう指示する。朝起きたら，カウンターに記録されていた数字を書き留めてもらう。数字として記録すると，夜中に何度も目が覚めるという認識はかなり解消されることになる。

3つ目の実験では，アクチグラフが使用可能であれば，アクチグラフのデータをダウンロードして分析する方法をクライアントに教え，睡眠日誌のデータと比較してもらう。こうすることで，クライアントは眠りにつくまでの時間を実際よりも長く，そして総睡眠時間を短く知覚する傾向にあると気づくことができる。このような実験をすると，睡眠の知覚について知識を与えるだけの場合よりも，主観と客観の違いを正確な数字として理解し，睡眠に関する不安と先入観を解消することができる（Tang & Harvey, 2006）。付録8に，睡眠の感じ方に関する情報をまとめたので，参照されたい。

中核モジュール4：行動変容の維持

本モジュールの目的は，元に戻ってしまわないようにこれまでの成果を維持することである。そのために，クライアントが学んだ内容や達成したことをまとめた資料を使用する。全セッションを通して，セラピストは変容した行動が維持されるよう促してきた(中核モジュール3で解説)。最後から2番目のセッ

ションでは，各週の睡眠日誌データをもとに，クライアントの症状が改善していく変遷を図や表にまとめ始める。また，目標の達成状況，より注意が必要な問題の特定，また，セッション中に学習した内容もまとめる。この作業にあたって使用する質問を BOX 4-3 に示す。クライアントには最終セッションまでに，これらの質問に回答するよう，ホームワークを出しておく。セラピストも最終セッションまでに同じ質問に回答しておく。クライアントとセラピストの回答を比較することは，いつでも楽しいものだ。

BOX4-3　これまでの変遷を要約して再発を防ぐための質問

1.「あなたが抱える問題はどのように変化していきましたか？」
2.「どんな問題が続いていますか？」
3.「セッションをとおして，どんな問題の解決方法を学びましたか？」
4.「最も非機能的な信念や思考は何でしたか？これらに取って代わった信念や思考は何ですか？」
5.「最も非機能的な行動は何でしたか？これに取って代わる行動は何ですか？」
6.「学習したことから，どのように成長していきますか？これからも睡眠を改善し続けるために，最も覚えておくべきことは何ですか？」
7.「元に戻ってしまうこともあるはずです。その場合，どのような手順で改善しますか？」

　13歳の女性のクライアントが作成したヒントの例をBOX 4-4に示す。この10代の少女は新しく学習した睡眠の知識に感動し，8つのヒントとして動画にまとめたのだ！ この動画は他の人への啓発用として，ジャーナリストとのインタビューの形式で編集されている（セラピストがジャーナリストの役を演じている）。動画は最後のセッションで，学んだことをまとめる目的で，介入の成果として制作された。動画はクライアントの利益のために制作するもので，クライアントが共有する気になるまで，誰にも見せない。クライアントが動画を制作したくない場合，クライアントは漫画を描いたり歌を作ったりしても良い。学習をまとめる活動であれば何でも良いので，自由に創造力を発揮してほしい。TranS-Cの介入中に吸収したことの全てのまとめて新しいタスクに関連させることで強固に学習し，主要な介入ポイントを上手く復習することができるはずだ。

BOX4-4　13歳の少女がまとめた睡眠を改善するためのヒント

1. 光は，眠気を誘うメラトニンの分泌を妨げる。
2. 概日リズムは，睡眠を促す身体の自然なリズムであるため，重要である。
3. 毎日同じ時刻に起床する。
4. 仮眠をすると睡眠圧が下がってしまうので，仮眠した後は睡眠圧を再びゼロから生成することになる。
5. コンディションの調整：寝床では睡眠以外のことをしない。寝床では心配事を考えない。
6. 心配や興奮は眠気を吹き飛ばす。
7. 眠れない場合は，寝床から出て，懐中電灯を使って読書する。
8. 週末に夜更かしして朝寝坊することは，毎週時差ぼけを経験しているのと同じことになる。

最終段階で押さえておきたいその他のポイントは，以下のとおりである。

- 毎晩よく眠れることを期待するのは非現実的である。現実には，安定的に良く眠れる時期と，不安定な時期がある。睡眠状態が不安定な時期には，大げさに失望したり，懸念を表したりしないように努めるのではなく，セッションで学習した資料に戻って復習するよう，提案する。復習することで，クライアントは介入を軌道に戻すために必要なことを考えることができる。
- クライアントと一緒に，ネガティブな感情（例：ストレス，日々の面倒な状況），ポジティブな感情（例：旅行への期待，スケジュールの変更）など，睡眠の問題を悪化させる可能性があるきっかけを特定する。また，これらのきっかけに対処する方法も考えてみる。
- 避けられない問題に対処する方法を提供する。①パニックに陥ると事態はさらに悪化するため冷静に努める，②そのような状況に至った背景や要因を分析する，③セッション使用した資料を読み返し，現状に対処する計画を立てる，④サポートを求める。
- クライアントに「長期的視点」の重要性を強調する。つまり，昨夜ひと晩よく眠れたかではなく，先週1週間や直近1カ月の間でよく眠れたかに注目する。

第 5 章

TranS-C 追加モジュール

　本章で取り上げる TranS-C の 7 つの追加モジュールは，中核モジュールよりも使用頻度が低く，各クライアントのニーズに合わせて使用する。それぞれのモジュールを実施するタイミング，モジュールの背景と理論的根拠，モジュールを実施する際の手順について簡単に説明する。

追加モジュール1：睡眠効率の改善

追加モジュール1実施のタイミング

　追加モジュール 1 は，睡眠日誌に記録されたクライアントの睡眠効率（SE）が 1 週間の平均で 85％未満（高齢者の場合は 80％）である場合，通常セッション 4 あたりから開始する。SE は，毎日の睡眠日誌の各日において，TST を TIB で割り，この値に 100 を乗じて算出する。そして，各日の SE からその週の平均 SE を算出する。

背景

　効果的な睡眠は，スリープヘルスの枠組みの 1 つの次元である。これは寝床で過ごす時間の大部分を睡眠に費やす能力のことである。これは，就床時の入眠のしやすさや，夜中に目が覚めた後の再入眠のしやすさを表す。睡眠効率の低さは，死亡率の増加，冠動脈疾患，メタボリックシンドローム，高血圧，うつ病と関連するという知見（Buysse, 2014）があり，スリープヘルスの 6 つの

次元のなかでも中核的なものとなっている。

　このモジュールの内容は，睡眠効率を改善するための CBT-I における 2 つの有効なコンポーネント，すなわち，刺激制御法と睡眠制限法に基づいている（Morin et al., 2006）。これらの介入の理論的根拠として，寝床あるいは寝室が，覚醒や眠れない不安と関連づけられる条件づけが形成されてしまっていることにある。刺激制御法と睡眠制限法は，不眠との関連づけを解消し，寝床と睡眠の関連づけを再構築するように設計されている。

介入

刺激制御法

　刺激制御法は，リチャード・ブーツィンら（Bootzin, Epstein, & Wood, 1991）により開発され，4 つの具体的な行動の推奨事項が含まれている。これらの推奨事項と，それらを導入するための提案を以下に示す。

眠いときだけ寝床に入る

　この推奨事項の目的は，寝床と睡眠の関連性を再構築することである。クライアントには，眠気を感じたときや眠りに落ちそうなときだけ寝床に入り，寝床で過ごすように指示をする。「眠気」と「疲労」の違いを区別し，眠気を感じてから寝床に入るように促すことが重要である。この時点では，1 日のうち適切な時間帯に眠気を促進するために，クライアントに合わせたリラックスの手順（中核モジュール 1，パート B）を支援することになる。また，睡眠は自発的に生じさせるものではないことを強調する。自発的なものであれば，私たちはいつでも好きなときに眠ると決めることができるが，そうではないことは明らかである。脳が眠れる状態になったとき，つまり，長い間起きていて「睡眠圧」が十分に蓄積されたときに，初めて眠れるのである。眠くなるのは，睡眠欲が十分に蓄積されたことを示す指標である。睡眠は頑張れば頑張るほど難しくなり，達成できなくなる。したがって，眠くなければ無理に眠ろうとする必要はない。睡眠圧が高まるまでしばらく起きていたほうがよい。

　一部のクライアントには，目標を追及するような行動や報酬を伴う行動など，覚醒が促進され睡眠がさらに取りにくくなる可能性のある行動（Johnson, 2005）をあまりしないよう，推奨事項を修正して適用する。クライアントによっては，眠気を感じるようになる前に携帯電話などの電子機器から離れ，暗闇や薄暗い環境の中にいる必要がある。また，双極性障害と診断された者は，特に光に

敏感とされている（Barbini et al., 2005; Benedetti, Colombo, Barbini, Campori, & Smeraldi, 2001; Sit, Wisner, Hanusa, Stull, & Terman, 2007）。この場合は，眠気を感じやすくするために寝床に入って電気を消す必要があるかもしれない。また，夜は光を避ける努力をしたり，サングラスや遮光メガネをかけたりすることも検討する。このように従来の刺激制御法を修正する際は，睡眠日誌を注意深くモニタリングしながら，それらが役に立つかどうかを判断する必要がある。

眠れないときは寝床から出る

　寝床で起きている時間は，心配事や反すう，覚醒の高まりと関連することが多いため，15 ～ 20 分以内に眠りにつけない場合は，寝床を離れるように指示する。日誌を使って，眠れない→焦り→心配→覚醒→眠れないという悪循環を描いてもよい。寝床から出ることでその悪循環が断ち切れることを説明する。

　時計を見ることは，睡眠に対する不安を増大させ，どのくらい眠れたか正確に認識しづらくなるため推奨されない（Tang et al., 2007）。その代わりに，クライアントは「フェルトセンス」（注釈：ジェンドリンの体験プロセス理論の概念。時計などを使わず，自分の身体で感じる時間）を使って時間を推定することを推奨する。クライアントの推測で十分であると伝えて安心させる。そして眠気を感じたときにだけ寝床に戻るよう指示をする。

　寝床を出たら何をするかについてクライアントと一緒に計画を立てる。別の部屋に行き，日記を書く，瞑想する，雑誌や本を読む，音楽を聴く，クロスワードパズルをする，などリラックスして落ち着ける静かな活動が理想的である。寝床の横に暖かい衣類を置くと快適さが増すので推奨される。体内時計は夜中の光に特に敏感に反応するため，できるだけ照明を暗くすることが優先される。

　ネットサーフィン，テレビ番組の視聴，電子メールの確認，家の掃除など，刺激になる可能性のある行動は控えるようにする。クライアントには，眠気を感じたときだけ寝床に戻り，一晩中何度でもこの手順を繰り返すように指示する。目を覚まして 20 分以上眠れないときは寝床から出て静かに活動をするようにする。眠気を感じ始めたら，再び寝床に戻る。「寝床＝睡眠」というイメージを植えつけることが大切である。

　クライアントの多くは，ワンルームマンションやワンルームに住んでいたり，ルームシェアをしていたりする。そのような場合は，椅子や床のクッションに座るなど寝床から出たときに過ごす別の場所を確保することをお勧めする。寝たきりのクライアントには，寝床の上で横になっている時と体を起こしている

時とをそれぞれ睡眠と覚醒の時間として区切るのもよいだろう。

寝室は睡眠と性交渉だけの場所にする

「寝床＝睡眠」,「覚醒＝寝床以外の別の場所にいる」と認識できるように脳を訓練する。睡眠に問題を抱える人の多くは,知らず知らずのうちに「寝床＝寝返りを打つ場所」と脳に認識させている。そこで, 睡眠と相性の悪い行為（テレビを見る, 食事をする, 宿題をする, 家族と言い争いをする）を寝床や寝室から排除することを推奨する。寝床の上でテレビを見ることは, 寝床と睡眠の関連づけが弱くなることをクライアントに伝える。もちろん持ち運びできるような電子機器が増えたことによってこの推奨事項に関連する課題も増えている。中核モジュール1のパートBで取り上げたように, 私たちはクライアントと協力して電子機器の電源を切る時間を設けるか, 不可能な場合はそれらの悪影響を減らす手段を講じる。

仮眠・昼寝をしないようにする

仮眠をすると, 恒常性維持機構による睡眠圧（睡眠の2プロセスモデルについては第1章を参照）が解消されるため,夜間の入眠や睡眠維持が難しくなる。特に昼過ぎから夕方にかけての仮眠・昼寝はその傾向が顕著となる。昼寝や仮眠は短期的には有効だが, その日のうちに眠りにつくのが難しくなり, 概日リズムを乱し, 長期的には不眠を引き起こす可能性がある。どうしても仮眠・昼寝が必要な場合は, 就床時刻に合わせて睡眠の恒常性圧力が回復するように, 午後3時前に20分程度にすることを推奨する。中核モジュール2で説明した睡眠と日中の活力実験を応用すると, 仮眠・昼寝に関連する問題について実体験できるようにすることができる。

睡眠制限法

アーサー・スピルマンら（Arthur Spielman and colleagues）によって開発された睡眠制限法の基本的な考え方は, TIBを制限して睡眠圧を最大化し, 寝床と睡眠の関連性を強化することである（Spielman et al., 1987）。このアプローチは, TIBをクライアントが推定する睡眠時間と同等になるように寝床で過ごす時間を短縮することから始まる。しかし, スピルマン, ヤン, グロヴィンスキー（Spielman, Yang, Glovinsky, 2011）は, 床上時間の下限を5時間としている。後述の「注意事項」の章で解説するように, 特定のクライアントには修正した睡眠制限法を推奨する。

前週の睡眠日誌をもとに，TST，TIB，SE を算出する。SE は，TST を TIB で割ったものに 100 を乗じた割合で定義される。例えば，うつ病の診断基準を満たすクライアントの治療前の睡眠日誌では，1 週間の平均睡眠時間が 6 時間で，平均 9 時間半を寝床で過ごしていた。この週の SE は，「6 ÷ 9.5 × 100 = 63％」となる。TranS-C 実施中の目標は，SE を 85％以上にすることである。この場合，前週の TST（6 時間）と同じ「睡眠区間」を設定し，クライアントと一緒に希望の就床時刻と起床時刻を決定する。クライアントが早起きや遅寝を希望するかどうかをアセスメントし，クライアントの希望をさらに反映させた計画を一緒にたてる。そしてセッションごとに進捗を評価する。SE が 85％に達した時点で，クライアントとセラピストは最適な睡眠時間に向けて少しずつ（例えば，1 週間に 30 分ずつ）睡眠区間を広げていく。

　特に有効な戦略の 1 つは，「TIB の処方箋」をクライアント自身が導き出すための質問をすることである。例えば，以下のようなものである。

　　「それでは，あなたが毎朝起床するのに納得のいく時間から始めましょう［クライアントの希望時刻「X」を確認する］。睡眠日誌を拝見すると，あなたの睡眠時間は平均約 5 時間ですね？　では，あなたの就床時刻をさかのぼって検証してみましょう。「X」の 5 時間前は何時ですか［クライアントの計算を手伝う］。そうです，あなたの就床時刻は「Y」となります。どうですか？　［クライアントの返答を聞く］。まとまった睡眠時間を確保したいのなら，「Y」に寝床に入る必要があります。いいですね，私たちはあなたの睡眠時間を減らしたくはないのです——まとまった睡眠を取ってほしいのです。つまり，睡眠の最初と最後の起きている時間を圧縮したいのです。しかし，私はあなたに酷で無理なことを言うつもりはありませんから，もう 30 分長くします——寝床に入っている時間の 100％を眠れる人などいませんからね。あなたの床上時間は「Y − 30 分」になります」

　次のような例えは，睡眠制限法を説明する際には非常に有益である。

　　「背の高いグラスに水が入っていると想像してください。背の高い水の柱のようです。次に，そのグラスの水を浴槽に入れることを想像してください。どうなりますか？　水は浴槽の底に広がりますが水の深さは浅くなります。あなたの睡眠は今，浴槽の中の水のようなものです。浅くて広がっています。あなたが寝床に入っている時間を制限することは水をグラスに

戻すのと同じです。背の高い水柱に見えるように水をグラスに戻すのです。どちらの場合も水の量は変わりません。違いは，広い場所に薄く広がっているか，狭い場所にまとまっているかです。あなたは自分の睡眠が寝床にいる間薄く広がるのと，まとまった時間をしっかり眠るのとでは，どちらの方が満足のいく睡眠になると思いますか？　睡眠時間を減らすべきだと言っているわけではありません——寝床にいる時間を減らすとあなたの睡眠はもっと連続的になり，分断されることがなくなる，と言いたいのです。多くの人はその方が休息を取れて満足できる睡眠だと思うでしょう。」

注意事項

上記に述べた睡眠制限法に関する推奨事項は，一時的に睡眠不足を招く可能性があるため，慎重に実施する必要がある。このアプローチの適応について注意すべきクライアントは以下である。

まず，職業上，運転や道具を操作する必要があるクライアントである。睡眠不足の影響を考えると，本モジュールはこのような職業のクライアントには禁忌となる可能性がある。次に，双極性障害をはじめとした重度の精神疾患を抱えるクライアントに睡眠不足による再発が懸念される（例：Colombo, Benedetti, Barbini, Campori, & Smeraldi, 1999）。そのため，睡眠不足による再発のリスクを最小にするため，床上時間は 6.5 時間以上とすることが推奨される。

追加モジュール 2：床上時間（TIB）の短縮

追加モジュール 2 実施タイミング

睡眠日誌の 1 週間の平均 TIB（日中の仮眠を含む）が，成人では 9 〜 10 時間以上，児童思春期では 10.5 〜 11.5 時間以上の場合，通常，セッション 4 あたりから追加モジュール 2 を開始する。TIB は，毎日の睡眠日誌から算出する。

背景

睡眠医療を初めて学ぶセラピストは，睡眠を過剰にとりすぎることや寝床で長すぎる時間を過ごすことが問題であることを知ると驚くことが多い。第 1 章で解説したように，睡眠時間と SE はスリープヘルスの枠組みの中の 2 つの次

元である（Buysse, 2014）。また，これらの次元では，睡眠時間と TIB のほどよいところを探すことを強調している。睡眠時間と TIB は，少なすぎても多すぎても問題である。TranS-C モジュールは，精神疾患を併発しており，寝床で過ごす時間が長すぎるクライアントに焦点をあてている。しかし，寝床で長い時間を過ごしている状態と，ナルコレプシーや特発性過眠症による日中に眠気と区別することが重要である。ナルコレプシーや特発性過眠症の場合は，診断および治療可能な睡眠専門医に紹介する必要がある。残念ながら，特発性過眠症と，寝床で長い時間を過ごす行動とを区別することは非常に難しい。表2-2 に示した通り，特発性過眠症は，夜間の SE が良好であるにも関わらず，実際に日中の眠気があり仮眠をとっている。たくさん活動したいという欲求もあり，精神症状はそれほど重症ではない。一方，寝床にいる時間が長いだけの場合，夜間の SE は悪く，動機づけや意欲は低く，実際のところ眠気というよりも疲労感に近い。後者の状態がここでの議論の焦点である。

　寝床で過ごす時間が長すぎる状態は，以下の理由から重要な治療対象である（Kaplan & Harvey, 2009）。第１に，クライアントが人生を十分に生きる能力を損ない，仕事や家族，友人たちと関わることを難しくする。第２に，情緒的問題や不幸せな状態，対人関係の問題，薬物乱用，日中の過度な眠気，日中活動への支障，生産性の低下などとの関連がある（Kaplan et al., 2011）。第３に，健康に悪影響を与える可能性がある。人間の身体は，１日の３分の２は明るい場所で活動するように進化してきたからである。最後に，追加モジュール１で説明したように，長時間寝床で過ごすことで睡眠が分断される，睡眠効率が悪くなる，起床時に休養感を感じにくくなるといった問題が生じやすくなることが指摘されている。

介入

　TranS-C モジュール全体の目的は，TIB を妥当な時間に減らし，SE を向上させることである。妥当な睡眠時間は２つの要因によって決定される。ひとつめは，クライアントの年齢である。児童思春期や若い成人は１晩あたり 8.5 〜 9.5 時間，中年は７〜８時間，高齢者は７時間の睡眠を必要であることを念頭におく。ふたつめは，鎮静作用のある薬である。クライアントが服用している薬に鎮静作用がある場合は，例えば寝床にいる時間を１時間長くするなど，目標を調整することを推奨する。

睡眠慣性に関する教育

クライアントに，中核モジュール１のパートＣで学んだ睡眠慣性を思い出すように促す。睡眠慣性はとても不快な体験である。そのため昼まで寝床にいる理由として，その不快感を回避するためである可能性がある。一般的には，**睡眠時間を増やせば睡眠慣性が緩和される**と考えられているが，寝床で長い時間過ごすと気分が悪くなる，という逆の説もある。

リラックスと「RISE-UP」の手順の再考（中核モジュール１，パートＢおよびＣ）

１週間を通して，睡眠・覚醒スケジュールの変動を最小限に抑え，毎朝同じ時刻に起床するという規則正しい生活を強調する。これらのモジュールでは TIB を減らすことが目的である。

クライアントのTIBが長い理由のアセスメント

一般的な理由として，睡眠自体に治療効果があるという思い込みや回避，起きる用事がない，などがある。BOX 5-1 に双極性障害のクライアントが抑うつエピソードのときの長時間睡眠の長所と短所の例を示した。

BOX5-1　双極性障害のクライアントが抑うつエピソードの時に長時間睡眠をとる長所と短所

長所	短所
● 睡眠により身体が癒され，気持ちが新たになる。 ● １日14時間眠れるなら，私の身体がそれを必要としているに違いない。 ● 睡眠は心を癒し，躁状態やレーシング思考（とめどなくあふれ出る思考）を緩和してくれる。 ● 暇つぶしになる。	● 一日のうち，活動する時間が少ない。 ● 仕事に復帰して充実感を得たい。 ● 人間関係：寝てばかりいると，恋人や友人との関係を続けられない。 ● 怠惰な気分になったり落ち込んだりしてしまう。

一週間に30〜60分ずつ床上時間（TIB）を減らす

このステップの治療原則は，追加モジュール１の睡眠制限法で説明したものと同じである。もし，クライアントが睡眠制限法のアプローチを望んでいるのであれば，それは素晴らしいことである！私たちの経験では，通常，ケン・リヒ

シュタイン（Ken Lichstein）の睡眠圧縮の説明（Lichstein, 1988）に似た，ゆっくりとしたアプローチが必要であった。私たちは，クライアントが希望する就床時刻を長期的な目標として設定し，治療終了までにこの目標を達成することを目指す。1週間ごとに設定する短期目標では，セッションのたびに週あたり30〜60分単位でゆっくりとTIBを減らしていくのが通常である。多くのクライアントは，最初に実施した後にそのセッション戻り，その週のわずか1日，もしくは数夜で目標を達成する。達成できたことを認識するとともに，それ以降の夜にクライアントが直面している課題を乗り越えることが重要である。

長期的な日中の目標の設定

「起きる理由がない」というのは，寝床で長い時間を過ごす理由となるため，日中の目標を設定する。その目標に向けたスモールステップを設定する。そして，毎週課題を設定して取り組む。

日中の疲労感やエネルギーが低い状態の管理

第4章で説明した行動実験や調査は，多くのクライアントがエネルギーの低下や疲労を管理するのに役立つ。例えば，睡眠と日中の活力実験では，エネルギーを使うような活動がエネルギーを生成するうえで有用な方法であることを学んだ。また，クライアントが社会活動に参加する前と後，あるいは家を出る前と後で気分やエネルギーを評価すると，気分や眠気が改善することがあるとクライアントに説明するのも一つの方法である。他の人がエネルギーを生みだす方法や，寝床から出たり退屈した時に暇をつぶしたりする方法についてクライアントが自ら調査しデータを収集することも有益なアプローチとなる。最後に，脅威に感じるような体内の目立った感覚（例：疲労感や倦怠感など）に選択的に注意を向けると，その日の計画を心配したり変更したりする原因となること（Neitzert Semler & Harvey, 2004）を復習する。疲労感や不適切な睡眠の兆候（つまり体内や身体に注意を集中すること）や外的刺激をモニタリングする実験を行うことによって，脅威と感じる体内の感覚に注意を払いすぎる傾向を止めやすくする。

追加モジュール3：睡眠相後退または前進への調整

追加モジュール3実施のタイミング

　就床時刻がクライアントが希望する時刻よりも遅いや早い場合，午前2：00以降の場合，あるいは睡眠日誌上で7日間を通した睡眠中央時刻が午前2時～午前4時に入っていない場合は，セッション4あたりから追加モジュール3を開始する。

背景

　睡眠のタイミングの最適化は，スリープヘルスの枠組みの中核的次元である。睡眠のタイミングの問題とは，睡眠相後退（遅い就床・起床時刻）や睡眠相前進（早い就床・起床時刻）である。次のセクションで，睡眠相後退と睡眠相前進の背景を概説後，これらの問題に対処するための治療原則について説明する。第2章で説明したDSPTのような極端な例に限らず，夜型傾向は非常に一般的である（Lovato et al., 2013）。本モジュールはこのような夜型傾向について網羅している。TranS-Cが採用しているアプローチは，DSPTの治療に関する文献（Gradisar et al., 2011; Gradisar et al., 2014; Okawa et al., 1998; Regestein & Monk, 1995）や治療指針（Sack et al., 2007）から多くの情報を得ている。クライアントが朝に自然な光を浴び，夜は照明を消して薄暗い環境にいるような生活習慣の確立の支援である。

介入

理論的根拠

　睡眠相後退**傾向**にあるクライアント，つまり就床時刻と起床時刻が希望時刻よりもずっと遅くなるクライアントには，人間の概日リズムは約24時間10分であることを説明し，本モジュールの理論的根拠を説明する。つまり，24時間サイクルに同期し直すことができなければ，週末には1時間，月末には4時間仕事に遅刻することになる。人間は，進化の過程で自然に特定の環境刺激を手がかりとして利用し，24時間サイクルに戻れる能力を持つようになった。睡眠や概日リズムに関する文献では，このような手がかりのことを，"zeitgebers

（ツァイトゲーバー）"と呼ぶ。zeitgebers（ツァイトゲーバー）はドイツ語で同調因子を意味する。光は最強の同調因子である。その他にも，規則正しい食事時刻，運動時刻，社会生活を営む時刻が同調因子となる。同調因子の時刻も重要である。例えば，朝の光は睡眠を前進させるが夜の光は睡眠を後退させる。暗闇はその逆の作用を示す。これが朝は光を浴び夜は暗闇にいることを勧める理由である。横断モジュール2（付録2）も，本モジュールの理論的根拠を裏付けるものであるため参照されたい。

　睡眠相前進傾向にあるクライアント，つまり就床時刻と起床時刻が希望の時刻よりもずっと早くなるクライアントは，あまり活動できない，社会とのつながりが乏しいといった理由から，非常に早く就床することが多い。そのため，クライアントはまだ眠気がない早い時刻に寝床に入って目を覚ましたまま横になっているか，概日リズムを調整できたとしても早い時刻に就床・起床することになる。朝早く起床することは辛いため起床後にイライラする。というのも自分以外に起きている人がいないため，何もすることがない場合が多いからである。このようなクライアントには，就床時刻を遅らせることが結局は早い時刻や希望する時刻に眠れるようになると説明することが重要である。体内時計を整えると注意力とパフォーマンスのピークを迎えるのが日中となり，夜間にまとまった睡眠がとれるようになることを保証するのである。そのために就床時刻を遅らせて概日リズムを整えたり，日中のパフォーマンスを高めたり，社会との関わりを深めたり，夜間の睡眠を改善したりするために日中の活動を追加する必要性があるとわかる。活動計画を立てるときには，中核モジュール1，パートBで紹介した食事時刻，およびリラックスの手順についても考慮する。リラックスの手順は現実的かつ詳細に計画する必要があることをもう一度ここで確認しておきたい。例えば，好きなテレビ番組を見たり，本や雑誌を読んだりすることなどを予め考えておくことが必要である。

就床時刻の前進あるいは後退

　クライアントが望む就床時刻よりも前進あるいは後退している場合，クライアントと協力して1週間に20～30分間刻みで就床時刻を早めたり（睡眠相後退の場合），遅くしたり（睡眠相前進の場合）する。概日リズムのシステムはこれよりも大きく位相を変化させることもできるが，前述したように，1週間に20～30分というのはシステムが適応するうえで丁度良く，クライアントが習熟感を得るうえでも良い。クライアントの就床時刻の調整をサポートするため，セラピストは起床時刻と就床時刻の**両方**を規則正しくする重要性を確認し，ク

ライアントの睡眠日誌から睡眠相の規則性と変動性を検証する。睡眠相が後退しているクライアントには朝の起床時刻を規則的に，睡眠相が前進しているクライアントには夜の就床時刻を規則的にして遵守するよう強調する。また，恒常性維持機構により睡眠圧が高まることで夜になると眠気を感じるようになるが，午後以降の昼寝や仮眠で解消されることに留意する。そして起床時刻と就床時刻の目標を達成する方法を計画し，書き出し，成功するための戦略を検討する。例えば，①電子機器の使用時間を制限し，就床時刻を早めたり遅くしたりすることを試したいかどうかクライアントに尋ねる（例：携帯電話のアラームをセットしてリラックスの手順を開始すべき時間のリマインダーとする)，②家族や友人からのサポートを確保するよう提案する，③目覚まし時計を使って一定の起床時刻を維持する，④日中の仮眠やカフェイン摂取についての代案をブレインストーミングする，⑤睡眠相の前進や後退に焦点をあてた概日リズムの主要ポイントを強調する。例えば毎朝同じ時刻に光を浴びることで生物学的時計を調整することができる。概日リズムシステム内の SCN は，生物時計のオーケストラの指揮者であり，起床時刻と就床時刻を一定にすることでオーケストラの調子を整えることができる。睡眠相後退のクライアントにとって重要な課題は朝早く起きることであるため，起床のための手順「RISE-UP」（中核モジュール 1，パート C）が特に有益である。睡眠相前進のクライアントには夜間に光を浴び，朝は光を浴びすぎないことを強調する。

追加モジュール 4：睡眠に関する心配や過覚醒を減らす

追加モジュール 4 実施のタイミング

Anxiety and Preoccupation about sleep Questionnaire（APSQ）は，睡眠に関する不安を評価する 10 項目の自己報告式尺度である（Tang & Harvey, 2004)。各項目を合計して，10 ～ 100 までの得点を算出する。得点が高いほど強い不安を表す。クライアントの得点が 60 点以上であれば，通常は追加モジュール 4 をセッション 5 あたりから実施することを推奨するが，中核モジュールの進行を妨げるレベルの心配を経験しているクライアントには早めに実施することが望ましい。

背景

　睡眠障害がある人は，夜に眠ろうとする前，夜中に途中で目が覚めた後，早朝に目覚めた時，日中に眠りにつこうとする際に心配することが多い。不安は睡眠とは逆行するものである(Espie, 2002)。過度の心配や反すうは不安や覚醒を助長するため，クライアントには眠る上で不要な思考をコントロールするスキルを教えることが重要である。

介入

リラックスの手順を再考する

　リラックスすることの重要性を再確認し，その日の気分転換や整理に役立つ戦略を追加することを検討する。リラックスの手順に追加するのに有効な例を以下に示す。

思考の罠の紹介

　アーロン・T・ベック（Aaron T. Beck）(1976)の古典的な研究である「思考の罠」（付録9を参照）をクライアントに紹介する。誰もが少なくともこれらの罠のうち1つには引っかかることを強調する。思考の罠を説明する際には，そのクライアントや睡眠に関連する例を用いる。続けてクライアントと一緒に思考の罠を検討し，クライアントが自分自身にあてはまる思考の罠を認識しているか確認する。クライアントが認識できた思考の罠の隣に印をつける。次に，クライアントのこれまでの経験からそれぞれの思考の罠の例を挙げてもらう。睡眠に関連した思考の罠の例を思いつけば最もよいが，睡眠に関係のない例を挙げたとしてもそのまま続行する。翌週までのホームワークとして，クライアントが思考の罠に陥った場合は，該当する思考の罠の隣に印をつけてもらうよう伝える。そして翌週にこのホームワークをチェックする。クライアントが思考の罠に陥りやすい傾向にある場合，毎回のセッションでクライアントが思考の罠に陥るプロセスを検証し，本モジュールにある他の介入，特にネガティブな自動思考のモニタリング表，を使用して思考の罠を評価するスキルを教える。ここでは，睡眠の問題と関連した思考の罠を強調しているが，思考の罠を捉えて評価するスキルは，人生の多くの場面でも応用できる。

睡眠に不要な思考をコントロールする方法

　睡眠に不要な思考をコントロールする方法の一覧を BOX 5-2 に示す。それぞれのオプションを紹介し，クライアントとセラピストが一緒にセッション内で練習する必要がある。セッション内での練習はクライアントがそのテクニックを十分に理解していることを確認するために不可欠であり，クライアントが自宅でそのスキルを行う前のトラブルシューティングや課題を解消する機会を提供する。

BOX 5-2　睡眠に不要な思考をコントロールする方法

　不安やストレス，興奮で夜間にリラックスできないときは，心配事を解決して心をリラックスさせる以下の方法を試してみてください。これらの方法は習得するのに時間がかかりますので，コツコツと続けてみてください。

- **感謝する**：感謝できることを 3 つ考える。「私は＿＿＿に感謝します」
- **味わう**：今日のよい感情を思い出してください。何があなたを幸せな気分にしましたか？その状況を心に描き，その時の感情を再び感じます。——寒い日にセーターを着て暖かく感じたといったような小さな出来事——はこのスキルでの味わいに最適です。
- **就床の 2 時間以上前に「心配タイム」を設定する**：「心配」するための時間を確保します——つまり，心配事を思い浮かべ，書きとめ，頭の中にある重要な問題をじっくり考えることです。就床時刻までにはあなたの心が完全にリラックスできるように，少なくとも就床 2 時間前までには「心配タイム」を取りましょう。
- **問題解決**：2 列の表を書きます。1 つの列には「心配事」と書き，もう 1 列には「解決策」と書きます。これを考えると眠れなくなると思う心配事を 1 つ選びます。それを「心配事」の列に書きます。そして，その問題の解決に役立つ可能性があると思われる次のステップを 1 つ考え，それを「解決策」の列に書く。ただし，問題を解決するにはいくつものステップを踏む必要があるので，これで心配事が全て解決できるわけではないことを理解します。しかし，これで少なくとも最初のステップは準備できました！
- **ジャーナリング**：特別な日記か白紙を用意して夜になったら自分の考えを書きます。どこでも日記を書くことはできます。自分の考え

第5章　TranS-C追加モジュール　147

や感情を書くことによって，就床前に自分の心を整理してリラックスすることができます。解決策を考える必要はありません。ただ書くだけで良いのです！

- **イメージを活用する**：目を閉じて，楽しい場面を想像します（例：お気に入りの休日の場所）。ただし，興奮しすぎるような場面を考えてはいけません（例：自動車レース）。注意をひきつけると同時にリラックスすることが必要です。五感を全て使って自問しましょう。何が見えていますか？　何が聞えていますか？　どんな香りがしますか？　どのような味がしますか？　何を感じますか？

　なぜ，セラピストがクライアントと一緒にこれらの方法を用いて自分自身の心配事について取り組むよう推奨するのか？　こうすることでセラピスト自身の体験に基づいた別の観点をクライアントに提供できるといった多くの利点がある。また，セラピストとクライアントの間の関係づくりや協働作業をしているという感覚を強める上でも良い。セッション全体をこの一覧に費やすこともできるし，あるいは，セッション毎に１つか２つ導入することも効果的な方法である。

　一覧にあるいくつかのストラテジーは，自分の人生におけるポジティブな要素に焦点を当てるよう求めている（例：味わう，感謝する）。これらの理論的根拠を追加するとすれば，この訓練により，ポジティブな事柄と迅速かつ自動的に関連づけられるようになることである。多くの人にとって，枕に頭につけることは心配や反すうを連想させるものである。この方法は，心配や反すうではなく，ポジティブな価値のある思考と就床とを関連づけるようにクライアントに教える機会となる。

　認知モデルの本質，すなわち思考が感情を引き起こすという認識を強化する機会を探すことが重要である。例えば，クライアントはセッション中に運動すると気分の変化気づくかもしれない。これは考え方を変えること（例：心配するよりも今ここの体験を味わう）で気分を変えることができることに気づくよい機会となる。

　セラピストは，新しいスキルを身につけるのと同じように，習慣にするためには何度も繰り返して練習する必要があることを強調するとよい。練習したセッションを終える際には次のように言う。「すでにこの方法から恩恵を受けているとは大変素晴らしいです。ですから，寝る前に歯を磨くようにぜひ習慣にしてください。けれども新しい習慣を身につけることは難しく，多くの努力が必要

です。確実に練習を続けるためにはどのようにすればよいでしょうか。」また，習慣形成を促すスキルとして横断モジュール3を再度参照することを勧める。また，その後に続くセッションでクライアントの進捗状況を毎回チェックすることを忘れないでほしい。

　最後に，これらの方法の多く，つまり，「感謝の実践（Wood, Joseph, Lloyd, & Atkins, 2009）」，「味わう（McMakin, Siegle, & Shirk, 2011）」，「建設的な心配と問題の解決（Carney & Waters, 2006）」，「ジャーナリング（Harvey & Farrell, 2003）」，「イメージを活用する（Harvey & Payne, 2002）」には，心配や反すうを減らしたり，睡眠を改善したりするのに役立つエビデンスがある。

ネガティブな自動思考

　これらの方法は比較的簡単な方法であり，多くのクライアントにとって有益である。しかし，クライアントがこの方法を十分に理解していない場合は，心配や反すう思考を特定し評価する方法をクライアントに教える必要がある。アーロンとジュディス・ベック（Aaron & Judith Beck）による認知療法のテキストは，このスキルを教えるのに役立つ（A.T. Beck, 1979; J.S. Beck, 2005）。TranS-Cで用いられているこれらのアプローチを以下に概説する。

自動思考の紹介と定義

　まず，ネガティブな自動思考（NAT: Negative Automatic Thought）を定義する。ここで使用する定義はBOX 5-3に示したベック（A.T. Beck）（1976）によるものをさす。NATではない違う単語で説明した方がクライアントがその概念を理解しやすいと思われる場合，「ネガティブな自動思考」ではなく，「役に立たない思考」，「心配」，「懸念」といった表現などに置き換えても良い。BOX 5-3にある概念を説明する際には，実際の体験などを挙げる。例えば，「今，あなたと話しているときに，次のような思考にも気がつきました。『今，何時だろう？　このアジェンダは今日終わらせたいんだ』というような思考です。この資料（BOX 5-3）の『発話と並行して流れる思考回路』というのは，このような思考を意味します」と話す。次に，クライアントが理解しているかを確認する。例えば，「あなたもこのような思考の流れ，つまり心の中には常におしゃべりのように思考が流れていることに気がつきましたか？」と尋ねる。私たちの心は決して止まることなく動いていること，心の中を流れている思考は論理的に検証されることもなく，事実として受け入れられていることを強調する。

第5章　TranS-C追加モジュール　149

BOX 5-3　自動思考

自動思考とは何か？

- 自動思考とは，発話と並行して頭の中で流れる思考である。
- 自動思考は，完全には意識できないことがよくある。
- 自動思考は通常，非常に速い速度で自動的に現れる。
- 自動思考は，まるで電報のように簡潔な表現や必須単語だけからなる。
- 自動思考は，熟考や推論，内省の結果として生じるわけではなく，ただ反射的に思考が起こる。
- 自動思考を止めることが難しいことが多い。
- 多くの場合，自動思考はその思考が妥当かどうかについて現実や論理を検証することなく，疑問の余地なく受け入れられる。
- 自動思考は，しばしば強い感情に先行する。

　人間は毎日，何百，何千ものネガティブな自動思考を生み出す。特に注目したいのが，強い感情の前に生まれる自動思考である。

自動思考をコントロールする方法

今週：

- 自動思考を観察し報告する。観察する方法としては，（1）内なるおしゃべりに気を配る，（2）感情の変化に気づいたら，"このように感じ始める直前，私の心の中はどうなっていたのだろう？"と自問する，の2つがあります。

翌週の検証：

- 思考の現実性と論理性を検証し，それが信頼できないものであることを認識する。

自動思考を捉える

　自動思考を捉え，見つけ，意識することは価値があるという考えを紹介する。このプロセスをサポートするため，ネガティブな自動思考のモニタリングシート（付録 12 を参照）を紹介し，セッション内でいくつか記入してもらう（BOX 5-4 を参照）。理想的には，クライアントがここ 1 週間に経験した睡眠に関する事例が望ましい。クライアントが特定の思考を思いつかない場合，アンカーとして感情（例：起床時に悲しいと感じた）の検証から始め，次にその感情を生み出した思考をさかのぼって検証する。そのセッションのホームワークは，クライアントに睡眠の問題に関するネガティブな自動思考をモニタリングすることである（例：「疲れている」，「今夜は眠れないのではないかと心配している」）。セラピストは「思考を捉えることがうまくできれば，次にそれをどうするかを考えることができます。」といったように，このホームワークの理論的根拠を必ず説明する。

BOX 5-4　ネガティブな自動思考のモニタリングシート

状況	感情	自動思考
先週火曜日に起床したとき（午前7:00）	へとへと	また始まった ひどい気分だ 眠っていたい どうしようもない
昨夜（午前2:00）	不安 緊張 怒り	もう2時だ これでは私の人生が台無しだ そろそろ寝ようかな

前週のネガティブな自動思考のモニタリングシートを確認する

　このセッションでは，ホームワークとなっていたネガティブな自動思考のモニタリングシート（3 列の表形式）を確認する。クライアントが基本的な考えを理解していなかったことがわかった場合（例：「感情」の欄に「自動思考」が記入されている。またはその逆。），さらに一緒にいくつかの例を使って説明する。基本的な考えが習得されていたら（つまり，クライアントが「状況」，「感情」，「自動思考」の違いを区別できていたら），次のステップ（ネガティブな自動思考の評価）に進む。そうでない場合は，次のステップに進む前にもう 1 週間，この自動思考の 3 コラム法に取り組んでもらう。

第5章　TranS-C追加モジュール　　151

ネガティブな自動思考を評価する

　ネガティブな自動思考の評価シート（付録13を参照）を使用して，ネガティブな自動思考を評価する手続きを示す。このやり方は，非常に「ホット」な思考，つまりクライアントにとって非常に意味があり，苦痛の原因となっている思考を評価する際に最も大きな効果を発揮する。この思考は，前週に記入したネガティブな自動思考のモニタリングシートから得られたものかもしれない。また，直近1週間の睡眠日誌の記録に特に困難な夜や困難な日中を過ごしたことが記されている場合は，そのエピソード中に経験した思考について尋ねてみるとよい。これらの思考をもとに例を挙げる。これまでのように睡眠に関連した思考となっているか確認する。BOX 5-5 に挙げられている例（付録13は記入前の状態）は，ジュディス・ベック（Beck J, 2011）が考案した書式に基づいている。クライアントが記入したいくつかの回答について深堀り，強化する。フォローアップの質問の例は以下のとおりである。「それは本当に興味深いですね。『○○（クライアント思考をセラピストが改めて言う）』と考えると不安を覚え，良く眠る上で役には立たないと思っているのですね」，「それも本当に興味深いですね。思考が睡眠に影響を与えるという仮説に当てはまる事例を探していらっしゃるようですね。」と話す。

BOX 5-5　ネガティブな自動思考の評価シートの記入例

ネガティブな自動思考：
今夜はよく眠れないと思う——明日は主人の両親がランチを食べに来ることになっているので最悪だ。

現在の状況：
土曜日午後9：30。夫とテレビを見ている（子どもたちは寝ている）。

現在の感情：
不安（90）

ネガティブな思考を評価する

1. この状況で別の考え方があるか？
　主人の両親によい印象をもってもらいたいので，不安に感じているのかもしれない。

2. その思考の証拠は何か？　その思考の反証は何か？
　証拠…最近よく眠れない。

反証…寝不足でも次の日は大丈夫な気がする。
3. 最悪の状況としては何が起こるのか？　それが起きる確率は？　それを乗り越えられるか？

あまり眠れないため，明日は疲労感が残る。60%。はい，乗り越えられる。

4. 最良の状況としては何が起こるのか？　それが起きる確率は？　現実的には，何が起こるのか？

よく眠れて，明日は爽やかに起床する。80%くらい。現実的には，おそらくこういうことになると思う。

5. このような思考は私にどのような影響を与えるのか？　このような思考は役に立つのか？

このように思考することで，それが現実になる可能性が高くなるのではないか。いいえ，役に立たない。

6. 思考を変えることは，どのような効果があるのか？

思考を変えるとよく眠れるだろう。

7. 仲の良い友達がこのような状況になったら，その友達に何と言うか？

落ち着いて！

8. 80歳になったら，この状況はどれほど重要だと思うか？

全く重要ではない。

結果：今は何を考え，感じているか？
不安（20）

本モジュールの主要ポイントは次のとおりである。

- 感情が高ぶる状況では，多くのネガティブな自動思考が生じる。クライアントにはネガティブな自動思考をすべて書くように指示し，さらに「最もホット」な思考を丸で囲むように指示する。最も感情が強くなる思考は最も強い感情や苦痛を伴うものである。これらの思考に基づいてモニタリングシートを完成させる。
- 思考を評価するときには，完全に正直になることが重要であることを強調する。セラピストが受け入れやすい，または，セラピストを喜ばせるため

の回答を書いてはいけないことを説明する。

- ネガティブな感情（例：不安）は，思考を見つけ出し，特定し，評価するための手がかりとして使用する（思考よりも感情のほうが気づきやすい人もいる）。
- 感情やネガティブな自動思考は簡潔な形で現れることが多い。感情やネガティブな自動思考は，その思考の意味を問うことで解き明かすことができる。
- ネガティブな自動思考は，言葉，イメージ，あるいはその両方である。
- ネガティブな自動思考は，妥当性があるか，有用で役立つ思考かどうかなどを評価することができる。
- テーマに注目する：あるクライアントは現在と過去を比較した思考が多く，全ては過去の方がよかったと考えていた。このようなテーマは，中核信念の手がかりとなることが多く，評価することができる。
- ネガティブな自動思考の中には，非現実的で検証されるべきものがある一方で，問題解決アプローチが必要なものもあることを指摘する。セラピストとして，思考はこのような２つのカテゴリーに区別する方法を教えることが重要である。すなわち，ネガティブな自動思考の評価シートを使うことが有益となる非現実的な思考（例：「仕事に対処できない」）と，実際に問題解決が必要となる思考（例：「夫が失業しているため，深刻な経済問題を抱えている」）の２種類である。

　ネガティブな自動思考の評価シートを使って，いくつかの例を一緒に完成させた後，白紙の評価シートをクライアントに複数枚渡して次週までのホームワークとする。クライアントには，毎日１枚ずつ記入するように指示する。毎日練習する必要があるのは，長年かけて身についた思考習慣を変えるには時間と練習が必要だからである。１〜２回記録をつけただけでは思考習慣には何の影響も与えない。新しい思考習慣を身につける最善の方法は，練習することである。習慣を断ち切るためにも練習は欠かせない！
　その後のセッションでは，クライアントがネガティブな自動思考を見つけ，評価するという新しい習慣をとおして，どのように思考をコントロールしているかを確認する。そのスキルを磨くために，毎回のセッションではクライアントがホームワークとして提出したネガティブな自動思考の評価シートから1, 2例をとりあげる。このスキルを，セッションの間，あるいはセッション内で練習すればクライアントの思考スタイルは根本的に変化する。この介入による問題については，ジュディス・ベック（Judith Beck）の書籍（2005）を参照されることを強く推奨する。

思考を抑制することによる影響の紹介

　思考を無理やり抑制することによる潜在的な悪影響についても紹介する。例えば，クライアントが「私は自分の思考を抑制しようとしています」とか「頭をすっきりさせようとしています」など，自らの心配や反すうに対処する方法について言及した場合，思考抑制の逆説的効果を示す「シロクマ実験」を行う(Harvey, 2016)。シロクマ実験では，クライアントにまず心地よく腰かけてもらい目を閉じてもらう。そして，白くてふわふわしたシロクマ（あるいは，例えば自動車，サッカー，猫などクライアントが好むものでもよい）の思考を抑制しようとする。セラピストも，クライアントと一緒にこの思考実験を行う。数分たったらクライアントに「どうでしたか？」，さらに「思考を抑制することと思考を経験することの関連についてどう思われましたか？」と尋ね，結果について話し合う。思考抑制による逆説的な効果についてクライアントに理解してもらうために，この実験での反応を利用し，セラピストとクライアントの体験を共有する。通常，この実験は思考抑制による悪影響を示す説得力のある例である。行動実験的アプローチの観点から，可能な限りただ**話す**だけでなく，**実際にやってみる**ことでポイントを実証するような体験を設定する！　こうした実際の体験は，学習においては強力な足掛かりとなるのである。そして，思考抑制と反対のこと，つまり思考は出たり入ったり漂うということについて議論する。心配をコントロールできないと感じる理由の一つには，このような「シロクマ効果」によるものである(Wegner, Schneider, Carter, & White, 1987)。思考抑制を止め，思考を自由に行ったり来たりさせることで思考はパワーや威力が弱まる。BOX 5-2 で説明したアプローチもまた，思考抑制の代替手段として有益である。

問題になるような睡眠に関する信念を変える

　心配と反すうを促進するような睡眠関連の信念を抱くクライアントは多い。例えば，「毎日 8 時間の睡眠を取らなければ仕事に上手く対処することができず，仕事を失うことになる」，あるいは「すぐに眠りにつけないと健康に悪影響を与える」といったものである。このようなクライアントには，非機能的な信念を変えることに焦点をあてた中核モジュール 3 を使用する。

心配に対するポジティブな信念を議論する

　クライアントによっては心配も有益である。つまり「寝床の中で心配することは頭の中を整理することに役立つ」，「寝床の中で心配することは将来への対

処と準備になる」のように，心配のメリットについて確信を持っているクライアントもいる。クライアントが眠りにつく前に寝床の中で心配することにポジティブな信念を持っている場合，その長所と短所を話し合い，その信念が有益かどうかを示すデータを収集する行動実験を行うことを検討する。

睡眠に関連の脅威に対する警戒心への対処とモニタリング

入眠時や夜間の中途覚醒時に，睡眠に関連する脅威を警戒したり，モニタリングしたりしてしまうことは，心配や反すうを助長する（Semler & Harvey, 2004）。次の例を考えてみてほしい。

コリン（Colin）は眠ろうとするときはいつでも，あとどれくらいで眠れるかということばかりを考えていた。コリンは，心拍数の低下や筋肉の弛緩といった眠りに落ちるための身体のサインを捉えることに集中した。このような身体の変化を感じると，コリンは「いいぞ，これで眠れる」と思うが，そのような心地よい気分は消失し，かえって覚醒し，眠れないことへの不安に再び襲われる。

マリアンヌ（Maryanne）は，いつも午後 11 時に消灯する。それから時計を見て，眠りにつくまでどのくらいかかるかを確認する。時計をみるたびにマリアンヌは「早く寝たい」と思った。時計がカチカチと音を立てるのを聞くにつれて「これは大変だわ。すぐに眠らないといけない」，「すぐに眠れないと，明日は何もできなくなってしまう」と考える。こうした考えは不安や覚醒を招き，ますます眠りにつくことを難しくする。

目が覚めるとすぐにサリー（Sally）は自分の身体を確認し，十分な休息がとれたかをチェックする。サリーはほぼ毎日，筋肉痛と疲労感，瞼の重さを感じていた。そのため，サリーは「だめだわ。昨夜は十分に眠れなかったんだわ」と考える。サリーは，その日一日をどう過ごせばよいかと心配しており，悲しく，そして不安になる。

このような警戒心をクライアントが強く持っている場合，睡眠に関する情報のモニタリング資料（BOX 5-6 を参照）を共有する。モニタリングがクライアントに与える影響は深刻である。例えば，あるクライアントは夜間のアパートの物音をモニタリングした。徐々に物音は大きくなっていったため，違うアパー

トに引っ越さなければならなくなった。3度目の引っ越しを考え始めた頃，治療を受けに来たのである。別のクライアントは，一日中，みじめな気分に襲われることをモニタリングしたところ，みじめな感情がどんどん悪化していくことに気がついた。これらの状況は，蛇口からポタポタと水がもれる音や時計がカチカチと立てる音を注意深く聞いていると，余計にその音が聞こえるのと似ている。注意して聞けば聞くほど蛇口からポタポタと水がもれる音や，時計がカチカチと立てる音は大きくなっていく。

BOX 5-6　睡眠に関する情報のモニタリング

眠りにつこうとしながら，モニタリングしているものは……

- 眠りにつくサインとなる身体の感覚（例：心拍数の低下，筋肉の弛緩）？
- 眠れないサインとなる身体の感覚（例：心拍数の上昇，筋肉の緊張）？
- 眠りを妨げるサインとなる環境（例：屋内・屋外の物音）？
- 眠りにつくまで何分かかるかを確認する時計？
- 何時間眠れたかを計算するための時計？

起床時にモニタリングしているものは……

- よく眠れなかったサインとなる身体の感覚（例：頭が重い，疲労感，瞼が重い）？
- 起床時の時計で何時間眠れたかを計算する

日中にモニタリングしているものは……

- 疲労感のサインとなる身体の感覚（例：足が重い，肩こり）？
- 注意力や記憶力，集中力の低下のようなパフォーマンスの低下？
- 疲労感やうまくできないことを示す気分？

　クライアントと協働で考案した行動実験は，行動をモニタリングする上でとても有益な方法である。以下の例でも明らかなように，睡眠関連の脅威を警戒したりモニタリングしたりすることは日中も行う。例えば，以下のようなものである。

第5章 TranS-C追加モジュール 157

- クライアントに足が痒くないかどうか，5分間モニタリングするように指示する。クライアントは痒いかどうかに注意すると足を掻きたくなることに気づく。このようにセッション内の行動実験は，クラークら（Clark et al., 1999）のパニック障害の治療法からヒントを得たものである。また，脅威（例：仕事中の疲労感）をモニタリングすると，これらの感情が増幅されることが実証されている。

- 中核モジュール2で提案したように，セッション中に一緒に散歩をしてみるとよい。特に疲労感などのサインに注意を払いながら，セラピストとクライアントは5分間身体の内部の感覚をモニタリングする。そして，どう感じたかを評価する。その次に，5分間，木や花，空など自分の外側にあるものに注意を集中して，どう感じたかを評価する。そして，面接室に戻り報告をする。一般的には注意を外に切り替える場合，エネルギーレベルや感情，心配に対して顕著に良い効果をもたらす。

- セッションから次のセッションまでの間に行う行動実験（中核モジュール2を参照）で重要な点は，クライアントの注意を外側に向け，花の香りを楽しみ，睡眠関連の脅威を察知するレーダーをオフにして，周囲の世界に没頭するような経験をさせることにある。週末にハイキングに行き，「今，足の感じはどうか？」，「今，お腹の具合はどうか？」，「肩や頭はどう感じているか？」という質問を30分間行ってもよい。そして，クライアントは疲労感やエネルギーレベル，散歩をどれほど楽しめたかについて（小さなノートなどに0〜10点で）評価を行う。次に，また30分間「何が見えるか？」，「景色はよいものであるか？」，「野草の花は咲いているか？」と質問し，疲労感やエネルギーレベル，散歩をどれほど楽しめたかについて再度評価を行う。あるいは，クライアントに午前9：00〜10：00に，5分おきに疲労感をモニタリングさせ，その評価を記録させる。そして，午前10：00〜11：00は一切モニタリングせず，どう感じているかを記録する。

その他の役に立つポイントは次のとおりである。

- 睡眠中に外の環境に耳を傾けるこの能力は，進化のうえで意味があることを説明する。初期の人類にとって，睡眠中の侵入者，特に食べ物を探す大型動物の物音を聞いて反応する能力は極めて重要であった。子どもが生まれたばかりの夫婦は赤ちゃんの泣き声に注意が向いているため，特に泣き声はすぐに分かる。言い換えれば，自分自身や自分の愛する者の生存に関

わる音は，就床中であっても眠りから容易に覚醒させるのである。

- 夜間の警戒心のモニタリングについては，レーダーに例えると分かりやすい。ある女性のクライアントは，牛乳を運ぶトラックの音に一晩中，注意を向けていた。音を警戒するあまり，眠りにつくことができない。彼女は，牛乳を運ぶトラックに似た音が聞こえるとすぐに覚醒してしまった。彼女は，十分に眠れていないと次の日の活動が上手くいかないのではと心配になるため，覚醒後の再入眠はさらに難しかった。

- また，クライアントが退屈しているときに，モニタリングは増加するようである。十分に眠れていないクライアントに共通する安全確保行動は，活動レベルを下げるため非常に重要である（例：エアロビクスの予定をさぼる，その日の予定をキャンセルする等）。このような安全確保行動は，モニタリングの時間や空間を増やすことになり，結果としてますます覚醒と心配を助長させる。

　このモジュールで得たものをまとめる方法として，心配をコントロールするために役に立つ戦略と役に立たない戦略のリストを作る（例として，BOX 5-7 を参照）。このリストは，セッションの進捗にあわせて，復習したり，拡張したり，更新したりすることができる。

BOX 5-7　不眠症に悩む 53 歳の女性が心配や望まない思考をコントロールするための「役に立たない戦略」と「役に立つ戦略」

役に立たない戦略	役に立つ戦略
● ラジオを聞く：自然なリズムを短縮させる，常に利用できるとは限らない，起床時に頭が鳴り響く感じがする ● 思考を抑圧する（シロクマ実験を思い出す） ● 心配と反すう ● 思考の罠を避ける	● ネガティブな自動思考の評価シートを使って思考を評価する ● 面白くて魅力的な想像で気をそらす ● 思考とイメージを自由に行き来させる。これは抑制の反対である（これが退屈だと感じるようになったら思考とイメージに悩まされなくなる） ● 感情の処理や，心配や懸念事項を解決するために日誌をつける（ただし，就床前に寝室以外の場所で書く） ● 心地よいあたたかさを感じることに没頭する ● 就床前に「やることリスト」を作る

役に立たない戦略は，解決しない心配と関連し，さらに悪化させる可能性さえある

追加モジュール5：CPAPのアドヒアランス改善・閉所恐怖へのエクスポージャー療法

追加モジュール5実施のタイミング

　第2章で解説したように，8項目のSTOP-Bang質問票（Farney et al., 2011）を使用して，OSAのスクリーニングを行う。STOP-Bang質問票によってOSAのリスクの高いクライアントには，夜間睡眠検査で睡眠の評価を行える睡眠医療の専門家に紹介することを勧める。夜間睡眠検査でCPAPの治療が必要と判断された場合，クライアントがCPAPを毎晩使用するのをサポートするため，追加モジュール5を行う必要があるかを評価する。評価は，CPAPのアドヒアランスを評価する5項目のCPAP Habit Index（Broström et al., 2014）と，より長期で詳細な評価が行えるAttitudes toward CPAP Use Questionnaire（Stepnowsky et al., 2002）を使用する。後者の質問票には，Self-efficacy（自己効力感）（5項目，例：「私はCPAPを定期的に使用する自信がある」），outcome expectations（結果の期待）（2項目，例：CPAPの定期的な使用が睡眠時無呼吸のコントロールにどれくらい重要だと思うか？），social support（社会的サポート）（9項目，例：「身の回りで私がCPAPを使用することをサポートしてくれる人がいる」），knowledge（知識）（12項目，例：「睡眠時無呼吸の主な症状の一つは日中の過度な眠気である」）が含まれている。各項目および下位尺度の回答を評価し，それをもとにクライアントにこのモジュールが必要か決定する。このモジュールが必要とされるのは，CPAPの使用が習慣として確立されていないと回答している場合や，自己効力感の低さ，結果への期待の低さ，社会的サポートの少なさ，CPAPに関する知識が不十分である場合などである。

背景

　睡眠中，人間の全ての筋肉の緊張は低下する。これには上気道を開く筋肉も含まれる。呼吸をすると胸や上気道に陰圧がかかり，睡眠中に弛緩した上気道の筋肉が「吸い込まれる」傾向がある。このような上気道が陰圧により閉塞すると無呼吸となる。CPAPは，睡眠中に上気道が閉塞することを防ぐことで睡眠時無呼吸を治療する。CPAPは，小さな空気圧縮機に柔軟性のあるホースがつながっているものである。このホースがクライアントの鼻（口の場合もある）

を覆うマスクにつながっている。CPAP の電源を入れ，マスクが装着されると，クライエントは加圧された空気を吸うことになる。それは「添え木」の役割として機能し，上気道を広げて無呼吸を防止する。クライエントによっては，呼気中に自動的に圧力を下げる BiPAP（bilevel positive airway pressure）や，夜間に空気圧を自動的に調整するオート CPAP などのバリエーションが用いられる場合もある。本書ではすべての陽圧呼吸療法装置を示す総称として CPAP を使用する。

　CPAP は一部の睡眠時無呼吸のクライエントにとって劇的な助けとなるが，その治療はクライエントにとって不快感が強い場合も多い。クライエントが CPAP 使用の調整が必要な場合，この分野の専門家が開発したアプローチを行う（Bartlett, 2011a, 2011b; Means & Edinger, 2011; O'Connor Christian & Aloia, 2011）。これらのアプローチは十分な経験的証拠があり有効性が示されている（Aloia et al., 2001; Aloia et al., 2007; Aloia, Stanchina, Arnedt, Malhotra, & Millman, 2005; Means & Edinger, 2011; Richards, Bartlett, Wong, Malouff, & Grunstein, 2007）。

　CPAP を使用するクライエントが直面する問題は，次の 2 点である。

1. クライエントの中には，CPAP を装着することに不快感を覚えて，夜間に十分な時間 CPAP を使用しない者がいる。多くの研究では，CPAP が健康に有益となるように機能するには，少なくとも毎晩 4 時間は使用することが推奨されているが，より多い方が良い。十分な時間 CPAP を使用しない者に対しては，睡眠時無呼吸に関する教育を行い（次のセクションで説明），横断モジュール 3 で解説した行動変容アプローチを用いる。

2. CPAP の使用時に，閉所恐怖を経験するクライエントもいる。閉所恐怖は 2 つのタイプの恐怖がある。制限される恐怖と，息苦しさへの恐怖である。このような場合，CPAP 装着の不安との関連性を排除し，CPAP のアドヒアランスを促進するために，段階的エクスポージャーを用いる。クライエントが CPAP を安全で長期的な健康維持のための投資と考えらえるように支援する。

介入

睡眠時無呼吸とCPAPに関する教育

いずれの問題も，睡眠時無呼吸とCPAPに関する教育を行うことが出発点として役に立つ。まず，睡眠時無呼吸の症状を確認するため，次の症状をクライアントに確認する：大きないびき，呼吸停止，睡眠維持困難，突然の中途覚醒，睡眠中の息苦しさや喘ぎなど，である。次に，日中の症状についてもクライアントに確認する。日中の過度な眠気，疲労感，起床時の口の渇き，喉の痛み，胸の痛み，起床時の頭痛，集中力の低下，気分の変化，高血圧など，である。最後に，鼻や口を覆うマスク，マスクを固定するストラップ，機器とマスクをつなぐホース，ホースに空気を送る機器などCPAPを構成する部品を確認する。

動機づけ面接の長所と短所

CPAPを十分活用できていないクライアントに対しては，CPAP使用に対する準備性と自信を評価するために，The Attitudes toward CPAP Use Questionnaire（Stepnowsky et al., 2002）を用いて，CPAP使用した場合と使用しなかった場合の長所と短所に基づいてその両価性を検討する。これらはマーク・アロイアら（Aloia, Arnedt, Riggs, Hecht, & Borrelli, 2004）によって開発されたものである。

この方法の長所としては，クライアントが多くの場合，健康上の利益を理解できる点が挙げられる。一方，短所としては，CPAPが身体に与える不快感や閉所恐怖，マスク装着時の外見を気にすることが多い。セラピストは，CPAP使用の利点（心疾患，脳卒中，高血圧のリスクを大幅に軽減）など，CPAPの使用が極めて重要であることを説明し，クライアントをサポートする。上手くいったことはどんなことでも強化し，クライアントの困難や懸念に共感する。そして，CPAPの使用を促進するための小さな目標を一緒に設定する。

閉所恐怖の反応を評価する

閉所恐怖を訴えるクライアントには，CPAPでの閉所恐怖反応は一般的であり，この問題は治療可能であることを説明する。まずは「CPAPを使用してどのようなことを経験しましたか？」，「他の状況でも同じような感覚を経験したことがありましたか？」と，クライアントの問題の程度を質問し，把握することから始める。

次に，治療の目的を確認する。すなわち，CPAPの使用に慣れることや，ス

モールステップと継続的な練習により徐々にCPAPへの適応を促進することである。また，エクスポージャー療法の理論的根拠について以下の3つを説明する。①セラピストのサポートを受けながら，恐怖を感じる物や状況に直面すること，②恐怖を感じる物や状況から逃げだしたり避けたりせず，恐怖に耐えたり管理できるようになること，③恐怖をコントロールする力を高めること，である。

エクスポージャー療法

　セラピストは，クライアントが起きている間にCPAPに慣れ，CPAPで楽に眠れることを支援することに重点を置く。セッション内でエクスポージャー療法のデモンストレーションを行うことから始め（手順1），次のセッションまでにエクスポージャー療法を行うことをホームワークにする（手順1～4）。段階的エクスポージャー療法は，次の手順で行う。

1. CPAPの送気のスイッチを入れる。鼻にマスクをつけて呼吸をする。口は閉じたままにする。数分間の短い呼吸から始める。時間をかけて呼吸時間を長くしていく。
2. 手順1を繰り返すが，今度はクライアントの頭にストラップもつける。15～20分かけて，クライアントが自分でマスクを正しく着脱できるようにする。
3. マスクをつけ，CPAPをオンにして，日中に仮眠をしてみるように指示する。必ずしも実際に眠る必要はないが，快適に休息できるように練習する。
4. 就床時にCPAPを装着してもらう。

　いずれの時点でも，クライアントが不快に感じた場合は，次の手順に進む前に現在の手順を繰り返し，練習してから次に進むことを推奨する。
　以降のセッションでは，ホームワークの遵守状況を確認する。クライアントの自己報告と客観的なCPAPデータ（大部分のCPAPにはアドヒアランスモニターが内蔵されている）から進捗状況をモニタリングし，妨げとなっている問題を解決する。時には，セッション内でさらにエクスポージャー療法を行うこともある。

追加モジュール6：複雑な睡眠環境の見直し

追加モジュール6実施のタイミング

睡眠を妨害している環境的要因がある場合，このモジュールを実施する。クライアントの自宅を訪問すると睡眠環境を直接評価することが可能となり，治療者が変化に必要な実践的サポートを行うことができる。クライアントの自宅を訪問する際には安全な計画を確立し，実際に訪問する前には起こりうる責任問題について考慮する。別の手段として，クライアントに自宅の写真を撮ってきてもらうことで睡眠環境を評価することもできる。

背景

多くの環境要因が睡眠を妨害する可能性がある。睡眠を妨害するのは，寝床の環境が快適ではないこと，定まった住居がないこと，交通騒音，寝室に差し込む街灯，夜間に寝床を飛び降りするペットなどである（Waite et al., 2015）。これらの問題の影響を最小限に抑える取り組みは TranS-C の重要な点である。

介入

問題解決に焦点を当てる

ここでは，ダニエル・フリーマン（Daniel Freeman）やフェリシティ・ウェイト（Felicity Waite）らのアプローチを採用している（Waite et al., 2015）。このアプローチは，実践的で解決策に焦点を当てていく。睡眠を妨害する環境的な問題の解決策を探る場合，クライアントにとって重要でかつ現実的な目標を小さい単位から設定する。この際，ネガティブではなくポジティブな目標に向かって取り組むこととする（de Shazer & Dolan, 2012; Lloyd, 2008）。例えば，クライアントがテレビを寝室の外に出すと決めた場合，テレビが果たしていた機能を置きかえるような介入を行う。具体的には，クライアントがテレビを見ることで心配や反すうから気をそらしていた場合，追加モジュール4のスキルを提供する。

問題解決アプローチは，同じことを続けている限り問題が維持することをクライアントが理解する，というところまでがひとつのアプローチである。また，

このアプローチは問題解決においてクライアント自身がもつ資源や強みを利用することを想定している。特に苦しい状況を認め，成功するための話し合いをし，問題ではなく解決策を議論することに重きをおく。不可能で解決困難なことよりも，実行可能で変容可能なことに焦点づける（de Shazer & Dolan, 2012; Lloyd, 2008）。

問題解決の手順

　エビデンスのある認知行動的ソーシャルスキルトレーニング（CBSST; Granholm et al., 2013）に基づく問題解決モジュールを利用する。これには「SCALE」と呼ばれる技術をクライアントに教えることが含まれる。「SCALE」は，問題解決のアプローチとして，問題を特定する（Specify），考えられるすべての解決策を検討する（Consider），最善の解決策を評価する（Assess），計画を立てる（Lay out），結果について実行し（Execute），評価する（Evaluate）ことの頭文字を意味する。

コミュニケーション・スキル

　パートナーやルームメイトと睡眠環境を共有している場合もある。このような状況では，静かで落ち着いた，安全で快眠を促す睡眠スペースを確保するために，コミュニケーション・スキルをクライアントに身につけてもらう必要がある。ここでも認知行動的ソーシャルスキルトレーニング（CBSST; Granholm et al., 2013）の内容を利用し，ルームメイトとの問題を解決するためのロールプレイを行う。クライアントは前向きな要求をすることに重点を置き，ポジティブな感情を前面に出した場合とネガティブな感情を前面に出した場合との両方の練習をする。2つのロールプレイを終了したら，それぞれの長所と短所を考える。思考や信念（例：「どうせ何も変わらない」）は，しばしばコミュニケーションを成功させる障害となるためこれらも評価する。

経済状況

　クライアントそれぞれの経済状況に配慮することは重要である。例えば，自宅がなく，グループホームで寝床を見つけたばかりのクライアントの場合，グループホームの環境の問題点を指摘し，別の場所を探すように提案することはたいてい役に立たない。このような提案は，大事なときにかえって不安定にするものであり，住居のない人々が適切な宿泊場所を探すのがいかに困難であるかについてあまりに無神経であるといえる。たとえ理想的でなくても眠る場所が

あることは，寝床がないよりだいぶマシである。また，より快適なマットレスを買い替えたり，寝室を暗くするためのブラインドを買ったりすることが難しい場合もある。このような場合は，セラピストはクライアントと協力して，朝日が寝室に差し込むのを遮るためにタオルやテーブルクロスを使用するなど，睡眠環境を向上させる方法を考える。

追加モジュール7：悪夢への対応

追加モジュール7実施のタイミング

　クライアントが悪夢を見たと報告してきた場合，睡眠日誌に記入項目を追加して，悪夢の頻度，強さ，破局的な側面をモニタリングするよう促し，悪夢の内容や苦痛の程度を記録してもらう。実際にモニタリングをすると，悪夢を見るのは極めて稀なことであり，セッション内で悪夢を扱う必要がないことも多い。しかし，悪夢を見る頻度や強さがクライアントに苦痛を与えている場合，クライアントの同意を得た上でこの追加モジュールを実施する。

背景

　悪夢はレム睡眠中に現れ，一般的に夜間の後半に見ることが多い。これは，夜間の前半のノンレム睡眠中に起きる睡眠時遊行症や睡眠時驚愕症とは対照的である。悪夢は，夢の内容やそのときの感情がとても不快であるため，起床後も悪夢の内容が記憶に残ることがあり，不安になる。ストレスの多い生活を送った経験のある人のうち，75 〜 90％が悪夢を報告している。

介入

　このモジュールは，バリー・クラコフ（Barry Krakow），アン・ジャーメイン（Anne Germain）らの研究をもとにしている（Germain et al., 2007; Krakow et al., 2001）。この悪夢に対するアプローチ法であるイメージ・リハーサル療法には科学的根拠が数多く存在している。実際にこの治療法によって毎週悪夢を見る回数は劇的に減少し，睡眠が改善される。興味深いことにイメージ・リハーサル療法はPTSD症状の減少とも関連している（Casement & Swanson, 2012）。

モニタリング

このアプローチは，悪夢の頻度とそれが引き起こす障害の程度を評価するために，睡眠日誌に質問項目をいくつか加えることから始める。具体的には，クライアントに次の項目を記録するように指示する。①覚えている夢の数，②認識している悪夢の数，③それぞれの悪夢，経験した苦痛の大きさによりどの程度苦しいと思ったかを「0＝苦痛なし」から「10＝極度の苦痛」までの数字で評価し記録する。また，悪夢がクライアントの睡眠や日中の機能に与えた影響についても尋ねる。

イメージ・リハーサル療法

まず，自分で選択した特定の悪夢に対する，イメージ・リハーサル療法の実施方法をクライアントに説明する。クライアントが最も苦痛を感じた悪夢ではなく，中程度の苦痛を感じた悪夢（つまり，重大ではあるが圧倒的な恐怖を感じた悪夢ではないもの）から始める。手順は以下の通りである。

1. 夢を書き留める。
2. 夢がクライアントが望むような方向に夢を変化させる方法を考える。
3. 修正した夢を書きだす。
4. 常に，一人称と現在形を使って，3〜5分間，修正した夢をイメージしてみる。目を閉じたほうが心地よければそのように指示する。クライアントによっては床の1点を見つめてそこに意識を集中させる方法もある。セラピストは，言語的な思考としての夢ではなく，クライアントが夢のイメージを形成できるようにサポートする。
5. クライアントがこのセッションで修正した新しい夢をどのように感じたか，また，更に修正が必要かについてどうかを判断する。

セラピストとクライアントは，セッション内で1〜5までの手順を一緒に実施する。次に，ホームワークとして，クライアントには毎日，イメージ・リハーサル療法を行うように指示する。毎週2つ以上の新しい夢をリハーサルすることを推奨する。実践は実を結ぶものであり，新しい夢を繰り返しイメージすればするほど悪夢を書き換えることができるようになると安心させる。

エピローグ

結論および今後の研究

　本書では，TranS-C の基盤となるスリープヘルスの枠組みを紹介した。TranS-C や睡眠と概日リズムの問題に対するあらゆる介入は，睡眠と概日リズム睡眠・覚醒障害や機能不全の治療に留まらず，スリープヘルスの促進という大きな目標の促進を追求すべきだと強調している。スリープヘルスの枠組みは，経験的に基づく複数の領域にわたる，より広義でのスリープヘルスの促進を推奨している。

　第１章では，睡眠と精神的・身体的健康とのつながりのエビデンスをレビューしている。このエビデンスに基づき，治療の成功は次の６つのスリープヘルスの次元に沿って測定可能な改善が定義されている。①自分の睡眠の質により満足している，②起きている間，はっきりと覚醒しており，日中に眠気を感じにくい，③睡眠のタイミングは 24 時間のうち，暗くなった夜間である，④睡眠効率が高く，寝床で過ごす時間と実際の睡眠時間が同程度である，⑤年齢にあわせた１日の睡眠時間を確保している，⑥毎晩規則的に就床し，毎朝規則的に起床することができる，である。私たちは TranS-C を構成する４つの横断モジュール，４つの中核モジュール，および７つのオプションモジュールを提案し，スリープヘルスの６つ次元にわたる包括的な改善の促進を目指している。

　睡眠および概日リズムの問題を診断横断的な可能性から治療することは，非常に興味深いものである。このアプローチにより，セラピストは，広範囲に及ぶ精神的・身体的障害と関連する広範な睡眠の問題に対処することができる。このように，TranS-C は現実の睡眠の問題の複雑さに対処できるように設計されている。また，複数の障害に焦点を当てたプロトコルではなく，１つの診断横断的なプロトコルを作成することにより，ワイズ（Weisz）らが言及した「エビデンスに基づく治療法がありすぎる問題」（2014, p.68）にも対処したいと考えている。

　ある意味では，TranS-C の開発はまだ初期段階にあると言える。TranS-C の

構成要素は，既存のエビデンスのある治療に基づき抽出したものであるが，TranS-C には大規模な評価が必要であることは間違いない。現時点では，双極性障害の診断の受けた者を対象とした 1 件の小規模な無作為化比較対照試験が実施されている。また，若者および成人を対象とした 2 件の比較的大規模な無作為化比較対照試験が行われている最中である。後者の 2 件の臨床試験の対象者は，いずれもさまざまな診断に加えて睡眠および概日リズムの問題を抱えているという点で，まさに診断横断的であるのに対し，前者の臨床試験では，対象者個人が睡眠および概日リズムの問題を抱えているという点での診断横断にすぎない。小規模な成人を対象とした研究データ（Harvey et al., 2015）および若者を対象とした研究データは，TranS-C が睡眠および概日リズム機能の重要な側面を改善し，併存疾患の症状の改善ももたらすことを示している。現在，若者を対象とした 6 カ月および 12 カ月のフォローアップ研究の結果を待っているところであるが，成人を対象とした研究の初期成果は，2018 年後半に得られる予定である。

　次の重要なステップは，独立した研究グループにより，さらなる評価が行われることである。これは，TranS-C が「強力な」エビデンスに基づくと宣言するために必要な基準の一つである（Chambless & Hollon, 1998）（www.psychologicaltreatments.org）。また，TranS-C がどのようなクライアントに，どのような条件下で最も効果的であるかを理解するための研究が必要である。また，クライアント，セラピスト，組織，政府の各レベルにおいて，TranS-C の普及の阻害要因を特定し，取り除く必要がある。TranS-C の拡大には，治療法の開発と臨床での利用可能性（利用可能になった場合）の間にある現在の 15 年から 20 年のタイムラグを大幅に短縮することが必要である（Sorensen, Rawson, Guydish, & Zweben, 2003; Sundararaman, 2009）。

　精神保健の専門家の数は比較的少なく，彼らの多くは都市部の人口が多い裕福な地域に集中している。しかし，治療を必要とする人々は地理的に広く分布している（Kazdin & Blase, 2011; Kazdin & Rabbitt, 2013）。そのため，TranS-C のような治療を，インターネットや電話，自己啓発書，テキストメッセージ，テレビ，ラジオ（Kazdin & Blase, 2011），インタラクティブなコンピュータプログラムやアプリ（Andersson, 2009; Teachman, 2014）を通じて，あるいは，状況によっては，患者の家を訪問することで，より多様なクライアント集団に伝えることのできる，より多く掬うための「スプーン」（Yates, 2011）を開発することは急務である。TranS-C をさらに簡略化し，従来とは異なる提供者が治療を提供できるようにすれば，規模の拡大は容易になる（Kazdin & Blase, 2011;

Kazdin & Rabbitt, 2013)。

　また，TranS-C は，睡眠に影響を与える他の要因に対処するモジュールを追加することで，さらに強化できるかもしれない。その有力候補は，食事と運動である。この3つの行動（食事，活動，睡眠）は主要な健康習慣であり，いずれも概日リズムによるタイミングに制御され，また，影響も与えている。概日リズムにおけるタイミングは，公衆衛生における大きな挑戦を下支えする問題となるため，多くの分野で共通のテーマとなっている。

　具体的には，一晩の睡眠不足があると炭水化物と脂質の摂取が増え，タンパク質の摂取が減り，翌日の総カロリー摂取が増加することが明らかにされている（Brondel, Romer, Nougues, Touyarou, & Davenne, 2010）。同様に，グリア，ゴールドシュタイン，ウォーカー（Greer, Goldstein, Walker, 2013）も，成人の場合，睡眠不足になると体重増加につながる食物を摂取したいという欲求が強くなり，日中に眠気を自覚すると，更に体重増加につながる食物を摂取したくなるという研究結果を発表している。また，太りすぎや肥満は，睡眠時無呼吸のような睡眠の問題と強く関係し，その発症を予測する（Drager, Togeiro, Polotsky, & Lorenzi-Filho, 2013; Patel & Hu, 2008）。睡眠不足が身体的活動を減らし，身体的活動を増やすことで睡眠が促進されるという研究結果も示されている（Chennaoui, Arnal, Sauvet, & Léger, 2015; Kline, 2014）。

　睡眠と運動，睡眠と食事の選択，そして体重増加の間には，双方向性の因果関係がある可能性を考えると，TranS-C においても運動と食事への対処についてさらなる考察が必要である。

　精神疾患では睡眠障害の併存率が非常に高いことを考えると，併存する疾患に対する治療アプローチをどのような順番で行うか，あるいはどのように組み合わせて行うかが重要な課題となる。例えば，ある患者が不眠症とうつ病の両方を患っている場合，まずうつ病に対するエビデンスに基づいた治療を行い，それから不眠症に対するエビデンスに基づいた治療を行うという順序で治療を行う選択肢がある。しかし，精神疾患と睡眠の問題が相互に維持されるというエビデンスが山のように存在する（Harvey, 2008）ことをふまえると，順番に治療するよりも，両方の治療を織り込んだ治療を行うことでより効果が上がる可能性がある。米国オレゴン州にある保険会社カイザー・パーマネンテ（Kaiser Permanente）のグレッグ・クラーク（Greg Clarke）氏と共同で行った研究では，児童思春期のうつ病と不眠症の治療を毎週実施し，両方の介入技法を組み合わせた CBT の予備的なエビデンスを得ている。うつ病を対象とした治療と不眠症を対象とした治療の両方をセッションを通じて組み込むと，ほとんどの

セッションでそれぞれの問題の進展が見られた。この結果は，不眠症とうつ病では効果量の範囲は中～高程度であり，明るい見通しを示している（Clarke et al., 2015）。私たちは，TranS-C を他のエビデンスのある治療方法と組み合わせる治療法の有力な候補として提案しているが，治療を組み合わせる治療法の際の詳細やガイドラインについては，今後の課題といえる。

　スリープヘルスを改善する大きなニーズは世界レベルで広がっているうえ，必要なサポートを提供できるセラピストが不足していることを考えると，私たちは TranS-C をこの分野を前進させるためのシンプルで，拡張性があり，なおかつ，柔軟性がある治療として提案する。

付録

クライアント用配布資料

付録 1　事例定式化シート
付録 2　睡眠を理解しよう：成人用
付録 3　睡眠を理解しよう：若者用
付録 4　実行意図と心的対比のシート
付録 5　睡眠改善目標シート
付録 6　就床前のリラックス法を理解しよう
付録 7　私のリラックス法シート
付録 8　睡眠の感じ方を理解しよう
付録 9　思考の罠を理解しよう
付録 10　保護者の方へ：子どもの睡眠指導における役割
付録 11　睡眠日誌
付録 12　ネガティブな自動思考のモニタリングシート
付録 13　ネガティブな自動思考の評価シート

付録 1
事例定式化シート

	行動	思考	感情
就寝時刻			
結果：			
夜間			
結果：			
起床時			
結果：			
日中			
結果：			

付録　173

付　録　2

睡眠を理解しよう：成人用

リズミカルな世界

私たちはリズミカルな世界に生きています。その証拠に，私たちの周りには

- 夜は昼の後に続けてやってくる。
- 四季がある。
- 星の巡り方には 1 年のパターンがある。
- 夜に閉じて，昼に開く花もある。
- 毎年，あるいは隔年で移動する鳥もいる。

身体のリズム

物理的な世界と同様に，私たちの身体にもリズムがあります。これらのリズムは，体に組み込まれたもの，つまり「内因性」によるものです。つまり，私たちのリズムは，遺伝子，細胞，臓器の正常な機能の一部なのです。私たちの身体のリズムは，通常，世界のリズムと同期していますが，同期するには，良い睡眠と覚醒の習慣が必要です。身体のリズムには，実はいくつかの種類があります。

- サーカディアンリズム＝おおむね 24 時間（睡眠・覚醒リズムなど）
- ウルトラディアンリズム＜ 24 時間（呼吸や心臓のリズムなど）
- インフラディアンリズム＞ 24 時間（月経周期など）。

ヒトの睡眠

　睡眠をとることで，私たちの脳と身体は効率的に機能を回復します。一般に信じられていることとは異なり，睡眠は単に覚醒していない状態というわけではなく，独自の特徴や構造を持つ活動的な状態なのです。

- 睡眠は，脳と身体がリズミカルに活動する時間帯です。
- 眠りにつくと，ノンレム睡眠ステージ1・2（N1，N2）と呼ばれる浅い睡眠段階から，ノンレム睡眠ステージ3（N3）と呼ばれる最も深い睡眠段階へと急速に移行します。
- ステージN3から目覚めるのは難しいです。N3から目覚めたとき，混乱した気分になることがあります。
- ステージN3は，以下の点で重要な睡眠です。
  - 成長，修復，免疫系機能
  - 長期的な情報・記憶の保持に役立つ
  - 空腹を感じさせ，体重に影響を与える体内ホルモンのバランスを整える
- ステージN2は，より浅い睡眠段階です。
  - 翌日の学習に備えて，脳を整える
  - スポーツやその他の身体活動に関わる，マッスルメモリーの構築と維持に役立つ
  - 新しい情報を既存の記憶と統合することを助ける
- レム睡眠（急速眼球運動睡眠）は，夢を見ることが多い，比較的活発な睡眠段階です。レム睡眠は，以下の点で重要です。
  - 記憶の定着
  - 感情の処理
  - 創造性
- ノンレム睡眠とレム睡眠は，一晩で90分〜110分のサイクルで構成されています。
- 第1サイクルではステージN3が多く，第2サイクルでは減少し，第3，4サイクルではさらに少なくなります。また，夜間の後半はレム睡眠と，ノンレム睡眠のステージN2が優位になります。
- 明け方は睡眠段階が浅くなります（ステージN1，N2，レム）。いずれも覚醒しやすい段階です。

2つのプロセス

　睡眠は自発的に得られる状態ではありません。すなわち，眠りたいときに眠れるものではありません。むしろ，睡眠はいくつかの要因によって制御されています。そのなかでも，正常な睡眠と問題のある睡眠について考える際に，特に重要な2つの要因があります。

　睡眠をつかさどる2つのプロセスとは，

1. 恒常性維持機構による睡眠圧の高まり：覚醒が続くと徐々に「睡眠圧」が蓄積されます。覚醒時間が長いほど眠くなります。
2. 概日リズム：多くの人が夜に眠り，日中起きているのは偶然ではありません。私たちは，睡眠と覚醒の24時間（サーカディアン）リズムを持っています。多くの人の眠気のピークは，およそ午前3時から午前5時の間です。

　良い睡眠がとれている人の場合，この2つのプロセスは連動しています。私たちは1日中，恒常性維持機構によって睡眠圧を蓄積し，それによって夜間の入眠が促されます。夜中になると，概日リズムによって私たちは眠ります。そして，起床時には恒常性維持機構による睡眠圧の低下や，概日リズムによって覚醒レベルが高まります。

　これら2つのプロセスは，より良い睡眠を得るための重要な推奨事項の基盤となっています。

- 眠くなるまで長く起きている（恒常性維持機構による睡眠圧の高まり）。
- 寝床にいる時間を，実際に眠れる時間に近づける（恒常性維持機構による睡眠圧の高まり）。
- 可能な限り夜間に眠る（概日リズム）。
- 睡眠と覚醒のスケジュールを規則正しく保つ（概日リズム）。

付録　177

メラトニン

　メラトニンは「暗闇のホルモン」と呼ばれています。強力な概日リズムに従い，夜間にのみ分泌されます。メラトニンは内部で暗闇のシグナルを発し，私たちの脳に夜にすべきこと（つまり睡眠）をするように指示します。

- 松果体から分泌される
- 眠気を誘う
- 松果体は，暗くなって初めてメラトニンを分泌する。夜間の光はメラトニンを抑制する。
- メラトニンは夜にしか分泌されない。昼間は暗くても分泌されない！　つまり，明るいところにいるとメラトニンが分泌されず，眠りにつくことができない。

光と暗闇

　明るい時間帯と暗い時間帯を適切に設定することは，体内時計にとって最も重要なシグナルとなります。体内時計を整えるためには，毎朝同じ時刻に光を浴びる必要があります。一方，夜間に下記のような電子機器を使用することは，誤った時間帯に光を浴びることにつながります。これらは，眠気を促進させることはなく，脳に目覚めの時間を伝えることで，むしろあなたを眠れなくします（内容が魅力的なだけでなく，光を放つからです！）。

- テレビ
- 携帯電話
- テキストメッセージ
- インターネット／ Facebook ／ X（旧 Twitter）

体内時計のオーケストラ

- 体のすべての細胞には，体内時計とリズムが組み込まれています。
- あなたの脳は，指揮者のようなものです。体内の何万種類もの異なる体内時計を同期させています！
- 体内時計のオーケストラを同調させるためには，毎日同じ時刻に起床・就床し，すべての活動においてできるだけ 1 日のリズムを守ることが望ましいとされています。

規則的な生活が人生の転機もたらす

　朝は同じ時刻に起き，夜は同じ時刻に寝床に入るのが，体内時計のオーケストラの調子を整えるのに最もよいとされています。睡眠と覚醒のスケジュールを変えることは，時差のある国々を移動するのと同じような影響を及ぼします。また，食事や仕事，運動などの活動も同じ時間帯に行うようにするとよいでしょう。

　あなたの以下の時刻は何時でしょうか？

- 平日の就床時刻……
- 平日の起床時刻……
- 週末の就床時刻……
- 週末の起床時刻……

　慢性的に「時差ボケ」になっていませんか？ 体内時計の観点から，睡眠や覚醒のタイミングが不規則な状態は，時差の大きな国に旅行をするのとほぼ同じ状態です。

注：カースカダンとデメント（Carskadon & Dement, 2017）の文献による

付録　179

付 録 3

睡眠を理解しよう：若者用

睡眠とは何か？

　睡眠は，脳と身体が覚醒時とは異なる働きをする，**周期的かつ可逆的な状態**です。睡眠と覚醒の違いは，その人が行動しているかどうかで確認することができますが，脳と身体の生理的な活動の変化によってもわかります。睡眠は，環境に対する認識，反応，相互作用が低下することを特徴とします。人間の睡眠は，通常，横になり，身体活動が少なく，目を閉じている状態です。

同年代の人の推奨睡眠時間を知っていますか？
- 脳と身体：9 時間！
- 推奨される範囲：8 〜 10 時間

睡眠中に何がおきているのでしょうか？
- **急速眼球運動（レム）睡眠**：夢をみているときに最も多く見られる睡眠段階です。ほとんどの筋肉が麻痺していますが，脳は活動しているのが特徴です。記憶の定着や感情の処理はレム睡眠時に行われます。
- **非急速眼球運動（ノンレム）ステージ 1（N1）**：浅い睡眠です。N1 は，覚醒と睡眠の間の過渡的な状態，または「橋渡し」と考えることができます。N1 睡眠中は，まだ起きていると感じる人もいます。
- **非急速眼球運動（ノンレム）ステージ 2（N2）**：中程度の深い睡眠で，夜間に最も多くの時間を占めます。翌日の学習準備は，N2 の重要な機能です。
- **非急速眼球運動（ノンレム）ステージ 3（N3）**：深い眠りです。N3 では，私たちの身体の成長と修復が行われます。また，学習や記憶を強化するためにも重要なステージです。主に夜間の前半に起こり，目覚めるのが非常に困難な段階です。

概日リズム

- 概日リズムは1日とほぼ同じ周期ですが，少し長めです。
- 概日リズムは，眠くなる時間帯と目覚める時間帯という睡眠パターンを決定するのに役立ちます。
- 毎朝，私たちは外界の24時間周期に同調しています。
- 以下の時間を手掛かりにして同調しています。
  - 光
  - 社会的活動
  - 身体的活動
  - 食事
  - 温度

体内時計のオーケストラ

- 体のすべての細胞には，体内時計とリズムが組み込まれています。
- あなたの脳は，指揮者のようなものです。体内の何万種類もの異なる体内時計を同期させています！
- 体内時計のオーケストラを同調させるためには，毎日同じ時刻に起床・就床し，すべての活動においてできるだけ1日のリズムを守ることが望ましいとされています。

クレイジーな睡眠スケジュール

　朝は同じ時刻に起き，夜は同じ時刻に寝床に入るのが，体内時計のオーケストラの調子を整えるのに最もよいとされています。睡眠と覚醒のスケジュールを変えることは，時差のある国々を移動するのと同じような影響を及ぼします。また，食事や仕事，運動などの活動も同じ時間帯に行うようにするとよいでしょう。

　あなたの以下の時刻は何時でしょうか？

- 平日の就床時刻……
- 平日の起床時刻……
- 週末の就床時刻……
- 週末の起床時刻……

　慢性的に「時差ボケ」になっていませんか？体内時計の観点から，睡眠や覚醒のタイミングが不規則な状態は，時差の大きな国に旅行をするのとほぼ同じ状態です。

メラトニン

- 松果体から分泌される。
- 夜間および暗いときだけ分泌される。
- 光により抑制される。
- 適切な時間帯に眠くなることを助ける。

光

- メラトニンの生成を妨げる。
- 夜間の室内光でもメラトニンを減少させる。
- 直接的に覚醒度を高める。
- 徐々に眠くなるのを妨げる。

暗闇

- 体内時計の強力な手がかりとなる。
- 眠りをもたらす一連の生物学的プロセスを誘発する。

　夜中に起きる際（トイレ等）は眩しい光は点けないようにしましょう。照明はできるだけ暗めにしておきます。

夜間にディスプレイを眺めている時間

　ディスプレイを眺めていることは光を浴びていることと同じです。夜の光は私たちの概日リズムを狂わせます。最高の睡眠を得るためには，夜間はすべての明かりを控えめにし，可能な限り避けるようにしましょう。つまり，眠る30〜60分前には，以下のようなものは避けることです。

- テレビ
- ゲーム
- 動画
- インターネットやソーシャルメディア（Instagram, Snapchat, Facebook, X（旧 Twitter），kik など）

なぜ夜間に携帯電話などの電子機器を使うのでしょう？

- やりがいや楽しさ？
- 両親と離れる時間？
- 情報を見逃してしまうことへの恐れ？
- 一人になることが怖いから？
- つながっていないと，いじめや仲間外れに遭うかもと怖い？

　　　注：カースカダンとデメント（Carskadon and Dement., 2017）の文献による

付 録 4
実行意図と心的対比のシート

このワークシートは，目標を達成し，習慣を変えて人生を向上させるための科学的根拠に基づいているため，非常に役立つと思われます。この技法は，ガブリエル・オエッティンゲンらによって開発された「心的対比」と，ピーター・ゴルウィッツァーらによって開発された「実行意図」として知られています。

想定される状況：

_____

_____

目標：

_____

_____

目標を達成するには，何があなた自身にとって必要でしょうか

_____

_____

数分間，自分の反応をできるだけ鮮明に想像してみましょう。現在の現実にある障壁を考えずに，ポジティブな結果を空想することに没頭してみましょう。
あなたが目標を達成するために立ちはだかる，最も重大な障壁は何でしょうか？

_____

_____

最も重大な障壁をできるだけ鮮明に想像して，数分間過ごしてみましょう。

あなたの目標は，1つの行動なのか，それとも一連の行動のまとまりでしょうか。単一の行動，または一連の行動のまとまりを書き出してください。それぞれの行動について，その行動を実行する特定の時点と場所を決めてください。

行動	場所	時点

この目標を達成するという決意を，以下の文章に当てはめて，自分に向かって声に出して言ってみましょう。

「もし，この状況（＿＿＿＿＿＿＿＿＿＿＿＿＿＿＿）に直面したとき，

この（場所）＿＿＿＿＿＿＿＿＿で，＿＿＿＿＿＿＿＿＿の時に，

（行動）＿＿＿＿＿＿＿＿＿＿＿＿＿するつもりです。」

あなたの決意を書き出し，それをできるだけ鮮明にイメージします。
それを何度か繰り返します。これが重要です。

付 録 5
睡眠改善目標シート

　具体的で確認しやすい目標を決めましょう。「もっと睡眠をとる」,「朝はゆっくり休む」のような漠然とした目標にしないようにしましょう。代わりに,「毎晩○時までに寝床に入る」,「○時に携帯電話やパソコンの電源を切る」,「朝起きてから 30 分以内に 10 分の運動をする」など,具体的な目標にしましょう。

夜間の目標

1. _____

2. _____

3. _____

4. _____

日中の目標

1. _____

2. _____

3. _____

4. _____

　夜間と日中の目標が決まったら,睡眠日誌の行に追加して,週ごとに進捗を確認できるようにしましょう！

付録　187

付 録 6

就床前のリラックス法を理解しよう

リラックスの手順とは何か，そしてなぜ重要なのか？

　リラックスの手順とは，脳と身体を睡眠に導くための一連の行動，つまりあなたができることです。睡眠は自発的なプロセスではないということを忘れないでください。つまり，「眠ろう」と決めて，それを実現することはでないのです。睡眠は，起きていた時間の長さや時間帯，その時々の状況などに応じて，脳と身体がその準備を整えたときに起こります。リラックスの手順は，最後の要素である「その時の状況」に焦点を当て，睡眠を実現するために最良の環境を整えるものなのです。

質問
- 一般的に何時に寝床に入ることが多いですか？
- 1週間を通して，寝床に入る時間帯に変動はありますか？　ある場合，その理由はなんでしょうか？
- 寝床に入る前の準備として何か特別なことをしていますか？　もしそうであれば，どんなことをしていますか？
- 寝床に入る時，どの程度目が冴えていますか？　または眠気を感じていますか？

視交叉上核（SCN）

- SCN は（24 時間の）概日リズムの「マスター時計」です。
- SCN は光に敏感です！　そのため，夜間の光はリズムを遅らせます。
- 夜間の光には覚醒作用もあります。

メラトニン

- 「暗闇のホルモン」とも呼ばれます。
- 眠気をもたらします。
- メラトニンは光のない夜間のみ分泌されます。夜間の光はメラトニンを素早く抑制します。

光

- メラトニンの生成を妨げます。
- 直接的に覚醒度を高めます。
- 眠気に向かい，リラックスするのを妨げます。

「室内と同じような中程度の光量でも，メラトニンの生成をかなり抑制することができる」（Scheer & Czeisler, p.5）

暗闇

- 過覚醒や睡眠を減らす強力な手がかりです。
- 夜間において，メラトニンをはじめとした眠りをもたらす一連の生物学的プロセスを誘発します。
- 夜中に起きる際（トイレ等）には主要な照明はつけないことを検討します。照明はできるだけ控えめにすることでメラトニンの抑制を回避することができます。

知っていますか？

- コンピューターやテレビ，携帯電話は，画面から光を発することで脳が睡眠に入る準備を妨げます。
- 寝室の照明をつけたまま眠ると，一晩中メラトニンが抑制されます。
- ラジオや音楽，テレビをつけたまま眠ると，睡眠は浅くなったり断片的になったりします。

睡眠前の活動

- 身体活動が多いと覚醒レベルが高まります。リラックスできるような活動は，活動レベルを下げるということです！
- また，精神や頭が活発に動いていると，覚醒が維持されやすくなります。寝る前の活動は，精神的な消耗や頭を使っての問題解決をあまり必要としないものが最適です。
- 最後に，感情が煽られるようなことも，覚醒を亢進させ，眠気を妨げる可能性があります。特にネガティブでストレスの多い会話や交流は，夕方までに済ませるようにしましょう。
- 一方，身体的，精神的，感情的にリラックスできると感じる活動は，睡眠前の「リラックス」に役立ちます。
- リラックスできる活動の例としては，どのようなものがあるでしょうか？
  - 軽いストレッチ
  - 温かいお風呂やシャワー
  - 読書や瞑想，祈り
  - 親しい人との会話
  - 音楽を聴いたりテレビを観たりしてリラックスできる場合もありますが，激しいものは避けましょう！

質問

- 就床前にどのくらいの光を浴びていますか？
- 就床前にどのような活動をしていますか？
- 就床の習慣を改善する方法は思いつきますか？ 就床習慣について身体的，精神的，感情的な側面で考えてみてください。それらをワークシートに書き込んでみましょう。

ポジティブコンディショニング

　ポジティブコンディショニングとは，脳が眠りにつくための身体的，精神的，感情的な条件を整えることです。コンディショニングとは，脳と身体に睡眠が近いことを自動的に知らせる習慣的な行動を確立することです。ここでは，睡眠前のポジティブコンディショニングに役立つ例をいくつか紹介します。

- 涼しく快適で心地よい環境
- 身体的，精神的，感情的にリラックスする手順を考える。
- 電子機器の使用制限：就床前の 30 ～ 60 分間は電源を切るようにする。
- 考えごとをしたり問題に対処したりする時間ではない。
    - 日誌や「やることリスト」の作成は就床前よりも夕方にすませるようにする。
    - 心と身体をリラックスさせる手順は就床前に行うことがより適切である。

付 録 7

私のリラックス法シート

リラックス中にすること	リラックス中に避けること

付録　193

付　録　8

睡眠の感じ方を理解しよう

　睡眠を正確に推定することは不可能ではないにせよ,非常に難しい作業です。例えば,10分程度の仮眠のつもりが,目が覚めたら1時間も経っていたという経験をしたことがある人は多いのではないでしょうか。ほんの数分のつもりのはずだったのに……。睡眠中にどれだけの時間が経過したかを把握することはとても難しいのです。

　推定が難しいのは睡眠時間だけではありません。睡眠中は記憶がない状態と定義されているため，眠りにつくまでにかかる時間を正確に推定するのが難しいことも研究で明らかになっています。睡眠日誌は,治療の計画や進捗状況の確認に非常に有効ですが,睡眠日誌からわかるのはあなたの睡眠時間の推定値です。

　つまり,時計を利用しても,いつ眠ったかを正確に記憶したり,眠りにつくまでの時間を推定したりすることは非常に難しいのです。午前1時に時計を確認し,午前1時30分に時計を再度確認しますが,その間に一瞬寝落ちするかもしれません。睡眠時間の推定が難しいもう一つの理由は,もっと意外なことかもしれません。通常,睡眠と覚醒を「オール・オア・ナッシング」,つまり,寝ているか起きているかのどちらかであると考えられています。しかし,高度な脳波や脳画像を用いた研究により,睡眠は脳のさまざまな場所で,同じ時間に同じ強さで出現しているわけではないことが分かっています。したがって,睡眠を推定することは,脳の局所的な睡眠の変化を反映している可能性もあるため難しいのです。

　「楽しいことは時間が経つのが早い」という言葉をご存知でしょうか？　その逆もまた然りです。子どもの頃に学校へ行った際,下校のベルが鳴るまであと5分だとわかっていたことを覚えていますか？　しかし,時計を見ていると,5分という時間が永遠に感じられました。あなたにとって楽しくない時間は流れるのが遅く感じられたでしょう！　同じように,寝床の上で緊張や不安を感じている人は,実際の時間よりも時間の経過を長く感じるというエビデンスがあります。

　私たちはまた,睡眠の質を正確に判断することも難しいです。目覚めたとき,

「ひどい気分だ。寝不足だったのだろう」と思っても，そうとは限りません。私たちは，睡眠から覚醒への移行期である「睡眠慣性」を乗り越える必要があります。眠りが浅い，寝床から出られない，寝床にいればまたすぐに眠りについてしまう，そんな感覚に襲われることが多いのではないでしょうか。このような感覚は正常なもので，幸いなことにすぐに治まります。しかし，これは睡眠の質を反映しているわけではありません。

　実は，私たちの身体が自動的に呼吸をしたり，食べたものを消化したりするのと同じように，睡眠中も私たちの身体は必要な睡眠の種類と質を自動的にとっているのです。したがって，もしあなたが数日間睡眠不足だったとしても，眠りについたら，身体はすぐに最も必要な種類の睡眠をとります。つまり，人間の身体は睡眠に関するすべてのプロセスを自分で調整し，管理しているのです。これを専門用語で「恒常性維持機構」といいます。

　まとめると……

- 睡眠時間の合計や眠りにつくまでにかかる時間を推定することは，困難です。
- **自分が感じている**主観的な睡眠時間と，**実際の**睡眠時間は別物です。あなたの感覚は正確ではないかもしれません。
- 恒常性維持機構により，必要な時に必要な種類の睡眠を確保することができます。

付 録 9

思考の罠を理解しよう

以下のような思考の罠に陥りがちです。身に覚えのあるものはありますか？

白黒思考

これは，問題や状況を 0 か 100 か，もしくはどちらか一方に極端に偏って考えることです。人生には，完全に絶望的なことも，完全に素晴らしいこともなく，その中間にあるのが普通ですから，このような考え方は非現実的です。

過度な一般化

あるひとつの経験が，目の前の状況がどのように異なるかを認識することなく，すべての類似した状況に当てはまると思い込んでしまうことです。例えば，「私は夜眠れない」というのは，過度な一般化の例です。1 回または複数回の寝つきの悪さを，すべての夜に当てはめています。このような思考は機能的ではありません。一度起こったことが将来も続くとは限りません。また，「いつも」「一度も〜ない」「全く〜ない」といった言葉を使うのも，一般化しすぎていることを示す手がかりになります。

自己関連付け

自分には何の責任もないのに，ネガティブな出来事に責任や非難を感じてしまうことです。このような考え方の例として，勤め先の会社が大きな財政難に陥っている場合，自分はいつも一生懸命働いて会社のために多額のお金を稼いできたにもかかわらず，責任を感じてしまうことが挙げられます。

感情と事実の取り違え

感情と現実を混同してしまうことです。例えば，絶望を感じているから実際に絶望的な状況にあるとか，バカだと感じているから実際にバカであると思い込んでしまうことがあります。

ネガティブな結論への飛躍

　ネガティブな解釈をする根拠がないにもかかわらず，状況からネガティブな結論を引き出してしまうことです。例えば,「規則正しい就床時刻と起床時刻を守るために努力しても意味がない」と思い込むことは，ネガティブな結論に飛躍している例です

破局的思考

　これは，ある状況が完全に最悪である，またはそうであると仮定することです。例えば，月曜日の朝，疲れを感じて目覚め，その日は仕事で重要な会議があることがわかっている場合，「これはもう最悪だ。疲れすぎて対処できない」とか,「もうダメだ。確実に仕事を失う」と考えることです。これらは破局的思考の例です。

　ここに挙げたような思考の罠は，私たちの気持ちや自信に深刻な影響を与えます。

付 録 10

保護者の方へ：
子どもの睡眠指導における役割

　行動変容の科学の発展により，10代の若者がより健康的な行動をとるための動機づけの要素は，大きく分けて2つあることが示唆されています。ひとつは外発的な動機づけ，もうひとつは内発的な動機づけです。外発的動機づけは，多くの場合，外的要因（例えば，親やコーチ，教師を喜ばせたり，彼らからの罰を避けたりすること）が関係しています。外的な要因は，10代の若者が望ましい行動をとるように強制したり，要求したりしようとします。強制には，制裁や脅しが含まれることがあります。外発的動機づけは，10代の若者が罪悪感，自己嫌悪，プレッシャー，緊張，不安などを感じる要因になり得ます。10代の若者は望ましい行動をとるかもしれませんが，それは義務を感じているからであって，やりたいからではありません。

　内発的動機づけは，10代の若者が新しい行動の価値を認識し，それが自分の価値観や目標に合致していると考え，その行動をとることに全責任を負うことを意味します。このような行動変容の根源は，10代の若者の内面から生じるものであり，完全に自己決定されたものであると言えます。また，持続的な行動変容につながる可能性も高くなります。

　各セッションでは，お子さんの睡眠に関する全責任をお子さんに委ねることをお勧めします。通常，セッションの最後の5分間は，保護者にも参加してもらい，セッションで話した主要なポイントを要約し，希望があれば，お子さんの睡眠改善のための実践的・精神的サポートを要望することもできます。

　保護者であるあなたに責任を押しつけると，そのアプローチはしばしば裏目に出ることがあり，朝の目覚めの悪さや登校の難しさを生むことがあります。それに対して，10代の若者に変化の責任をゆだねると，若者は自分の人生の重要な部分を任されたことに自信をもつようになります。保護者の方にお願いしたいことは，お子さんの就寝時，起床時には，安心感やポジティブな良い関係性を作って頂くことです。お子さんが早く寝床に入ろうとするときは，雑音を立てたり，気が散るようなことをしたりしないように注意してください。

　とはいえ，お子さんの発達段階によってはお子さんと一緒に協力し合い，役

割分担を調整する必要があるかもしれません。お子さんを「応援」するために
できることもいくつかあります。

- 睡眠指導の各セッションで何を学んだか，お子さんに尋ねてみましょう。
- 目標を達成するために，あなたのサポートが必要かどうか，お子さんに尋ねてみましょう。なるべくお子さんに主体的に取り組んでもらいましょう。あなたが就床時刻や起床時刻の"監視役"になるよりも，お子さんが自分の目標に向かって意欲をもって取り組む方がより効果的です。
- 寝室はなるべく涼しく，暗く，気が散らないような環境にしましょう。
- 保護者も毎晩ほぼ同じ時刻に就床するよう心がけることができれば理想的です。就床の30分前には携帯電話やテレビなど電子機器の電源を切るというルールを家庭内で決めておきましょう。保護者もルールを守ることが必要です！
- 少なくとも就床1時間前までにはトイレも含めて低照度設定にし，電子機器類からの「ブルーライト」で脳を刺激しないようにしましょう。
- 少なくとも就床時刻の60分前までには，学校の宿題などの刺激的な活動を終えられるよう，お子さんの時間管理をサポートしましょう。少なくとも就床時刻の2時間前までには運動を避けることも大切です。
- できる限り就床時刻（と起床時刻）を1日の中でポジティブな時間帯にしましょう。
- 朝食と夕食の時刻を規則正しくすること，夕食は午後6時から7時半の間にとるのが理想的です。

付　録　11

睡眠日誌

使用方法

　睡眠日誌の各項目で何を書けばよいかを明確にするために，以下のガイドをご利用ください。日付と曜日は，日誌を記入する朝の日付と曜日を書きます。各時間を記入する際に，「午前」または「午後」のどちらか該当する方を丸で囲みます。「午前」は，午前 0 時から正午までの時間帯を表します。「午後」は，正午から午前 0 時までの時間帯を表します。（真夜中＝午前 12 時，正午＝午後 12 時）。また，いつの日の夜について日誌を記入するのかも明記してください。

1．昨日の仮眠の時刻と長さを挙げてください。

　仮眠は，寝床の中と外，意図的であったか否かに関わらず日中眠っていた時間をさします。朝に最初に起きてから，夜に再び寝床に戻るまでの間の，仮眠の時間をすべて教えてください。また，昨日の仮眠の時間を合計してください。仮眠に費やした総時間を，時間と分で推定します。

2a．昨日アルコール飲料を何杯飲みましたか？

　飲んだアルコール飲料の数を記入します。1 杯はビール 12 オンス（360ml）（訳注：1 オンス約 30ml）（缶），ワイン 5 オンス（150ml），蒸留酒 1.5 オンス（45ml）（ショットグラス 1 杯分）と定義します。

2b．最後にアルコール飲料を飲んだのは何時でしたか？

　昨日アルコール飲料を飲んだ場合は，最後の 1 杯を飲んだ時刻を時間と分で記入してください。飲まなかった場合は「N/A（該当なし）」と書きます。

3a．昨日カフェイン入り飲料（珈琲，紅茶，ソーダ，エナジードリンク）を何杯飲みましたか？

　珈琲と紅茶の 1 杯は 6 ～ 8 オンス（180 ～ 240ml），カフェイン入りソーダの 1 杯は 12 オンス（360ml）とします。

3b．昨日最後にカフェイン入り飲料を飲んだのは何時でしたか？

　カフェイン入り飲料を飲んだ場合は，最後の 1 杯を飲んだ時刻を時間と分で記入してください。飲まなかった場合は「N/A（該当なし）」と書きます。

4．昨夜何時に就床しましたか？

実際に寝床に入った時刻を記入してください。この時刻はたとえばテレビを観るめに寝床に入った場合など，眠ろうと「試み」始めた時刻よりも早い場合もあります。

5．眠ろうと試みたのは何時でしたか？

眠ろうと「試み」始めた時刻を記入してください。

6．眠るまでにどのくらいの時間がかかりましたか？

眠ろうと試み始めた時刻から数えて，眠るまでにどのくらいかかりましたか？

7．途中で何回目を覚ましましたか？　後に起きたときは含めないでください。

最初に眠りに落ちた時刻から最後に目を覚ました時刻までの間に何回起きたと思いますか？

8．起きたときの時間はそれぞれどのくらいの長さでしたか？

深夜に目を覚ました後，目覚めていた時間の長さを書いてください。たとえば最初に起きたとき20分間だった場合は，最初の空白に20分間と書きます。2回目に起きたとき1時間半だった場合は，二つ目の空白に1時間30分と書きます。目を覚まさなかった場合は空白をそのままにしておきます。3回以上起きた場合はそれらの時間を書きます。

9．最後に目を覚ましたのは何時でしたか？

朝，最後に目を覚まし，その後に眠りに戻らなかった時の時刻を記入してください。

10．その日，何時に寝床から出ましたか？

それ以上眠ろうとせず，寝床を出たのは何時でしたか？この時刻は，最終的な覚醒時刻よりも遅いかもしれません（例えば，午前6時35分に目覚めたものの，その日をスタートするために寝床を出たのが午前8時20分だったというような場合です）。

11．昨夜の睡眠の質をどのように評価しますか？

良かった，または悪かったと思いますか？

睡眠日誌

	例 2017/1/9							
日付								
曜日	月　日							
いつの夜の眠り？								
1. 昨日の昼寝の時刻と長さを列挙してください	午後11:30 ～11:45 午後3～5							
2a. 昨日はお酒を何杯飲みましたか？	2 杯	杯	杯	杯	杯	杯	杯	杯
2b. 最後にお酒を飲んだのは何時ですか？	7:30 午前/午後	午前/午後	午前/午後	午前/午後	午前/午後	午前/午後	午前/午後	午前/午後
3a. 昨日はカフェインを何杯飲みましたか？（コーヒー、紅茶、緑茶、ソーダ、エナジードリンクなど）	3 杯	杯	杯	杯	杯	杯	杯	杯
3b. 最後にカフェインを飲んだのは何時ですか？	8:00 午前/午後	午前/午後	午前/午後	午前/午後	午前/午後	午前/午後	午前/午後	午前/午後
4. 何時に眠ろうとしましたか？	12:45 午前/午後	午前/午後	午前/午後	午前/午後	午前/午後	午前/午後	午前/午後	午前/午後
5. 眠ろうと試みたのは何時でしたか？	1:15 午前/午後	午前/午後	午前/午後	午前/午後	午前/午後	午前/午後	午前/午後	午前/午後
6. 寝つくまでにどれくらい時間がかかりましたか？	時間 30 分	時間 分	時間 分	時間 分	時間 分	時間 分	時間 分	時間 分
7. 最後の起床を除いて、途中で何回目が覚めましたか？	2 回	回	回	回	回	回	回	回

8. そのとき、それぞれどれくらいの長さ起きていましたか？	最初の覚醒 30分 2回目の覚醒 1時間 30分 3回目の覚醒 ___分	最初の覚醒 ___時間 ___分 2回目の覚醒 ___時間 ___分 3回目の覚醒 ___時間 ___分	最初の覚醒 ___時間 ___分 2回目の覚醒 ___時間 ___分 3回目の覚醒 ___時間 ___分	最初の覚醒 ___時間 ___分 2回目の覚醒 ___時間 ___分 3回目の覚醒 ___時間 ___分	最初の覚醒 ___時間 ___分 2回目の覚醒 ___時間 ___分 3回目の覚醒 ___時間 ___分	最初の覚醒 ___時間 ___分 2回目の覚醒 ___時間 ___分 3回目の覚醒 ___時間 ___分	最初の覚醒 ___時間 ___分 2回目の覚醒 ___時間 ___分 3回目の覚醒 ___時間 ___分
9. 最終的に目覚めた（起床）時刻は何時ですか？	7:45 （午前）／午後	午前／午後	午前／午後	午前／午後	午前／午後	午前／午後	午前／午後
10. 実際に布団から出たのは何時ですか？	7:45 （午前）／午後	午前／午後	午前／午後	午前／午後	午前／午後	午前／午後	午前／午後
11. 昨夜の眠りの質は1～7のうち何点ですか？ 1　2　3　4　5　6　7 ←質が悪い　　質が良い→	1 (全く眠れなかった)						

治療者【セラピスト】記入用

全就床時間 (TIB)		___時間 ___分	___時間 ___分	___時間 ___分	___時間 ___分	___時間 ___分	___時間 ___分
総睡眠時間 (TST)		___時間 ___分	___時間 ___分	___時間 ___分	___時間 ___分	___時間 ___分	___時間 ___分
睡眠効率 (SE)							
中間睡眠時刻 (MST)							

週平均値

TIB：
TST：
SE：
MST：

付　録　12

ネガティブな自動思考の
モニタリングシート

　以下のシートを使用して，睡眠の問題に関連するネガティブな自動思考をモ
ニタリングしてください。その時の状況（例：目が覚めた，眠りにつこうとし
た），その時に感じた感情（不安，疲れなど），睡眠の問題に関連する考え（十
分な睡眠がとれないのではないか，など）を書き出してください。

状況	感情	自動思考

注：J. ベック（J. Beck）（1997）の文献に基づく

付録 205

付 録 13
ネガティブな自動思考の評価シート

　次に，自分がネガティブなことを考えていることに気づいたら，このシートを使って，その考えが自分にどのような影響を及ぼしているのかを探り，より自分に役立ちそうな考えを明らかにしてください。

　睡眠に関連したネガティブな思考，現在あなたがしている活動，感じている感情をメモしてください。そして，その後に続く質問に答えてください。

ネガティブな思考：

_____

_____

現在の状況：

_____

_____

現在の感情：

_____

_____

ネガティブな思考を評価する

1. この状況において別の考え方はありますか？

_____

_____

2. 自分の思考を**支持する**根拠は何でしょうか？　自分の思考に**反対する**証拠は何でしょうか？

_____

_____

3. 起こりうる最悪の事態は何でしょうか？　それが起こる可能性はどの程度の確率でしょうか？　それを乗り越えて生きていけるでしょうか？

_____

_____

4. 起こりうる最善の事態は何でしょうか？　それが起こる可能性はどの程度の確率でしょうか？　最も現実的な結果は何でしょうか？

_____

_____

5. この思考は私にどんな影響を与えるでしょうか？　私の思考は役に立つでしょうか？

_____

_____

6. 自分の思考を変えることで，私にどんな影響があるでしょうか？

_____

_____

7. もし，親友がこのような状況になったら，私はその友人に何と言うでしょうか？

_____

_____

8. 私が80歳になったとき，この状況はどれほど重要に思えるでしょうか？

_____

_____

結果：いま，あなたは何を考え，何を感じていますか？

_____

_____

注：J.ベック（J. Beck）（1997）の文献に基づく

文献

Aloia, M. S., Arnedt, J. T., Riggs, R. L., Hecht, J., & Borrelli, B. (2004). Clinical management of poor adherence to CPAP: Motivational enhancement. *Behavioral Sleep Medicine*, 2(4), 205-222.

Aloia, M. S., Di Dio, L., Ilniczky, N., Perlis, M. L., Greenblatt, D. W., & Giles, D. E. (2001). Improving compliance with nasal CPAP and vigilance in older adults with OSAHS. *Sleep and Breathing*, 5(1), 13-21.

Aloia, M. S., Smith, K., Arnedt, J. T., Millman, R. P., Stanchina, M., Carlisle, C., ... Borrelli, B. (2007). Brief behavioral therapies reduce early positive airway pressure dis-continuation rates in sleep apnea syndrome: Preliminary findings. *Behavioral Sleep Medicine*, 5(2), 89-104.

Aloia, M. S., Stanchina, M., Arnedt, J. T., Malhotra, A., & Millman, R. P. (2005). Treatment adherence and outcomes in flexible vs standard continuous positive airway pressure therapy. *CHEST Journal*, 127(6), 2085-2093.

American Academy of Sleep Medicine. (2005). *International classification of sleep disorders (ICSD): Diagnostic and coding manual* (2nd ed.). Westchester, IL: Author.

American Academy of Sleep Medicine. (2014). *International classification of sleep disorders: Diagnostic and coding manual* (3rd ed.). Darien, IL: Author.

American Psychiatric Association. (2013). *Diagnostic and statistical manual of mental disorders* (5th ed.). Arlington, VA.: Author.

Andersson, G. (2009). Using the Internet to provide cognitive behaviour therapy. Behaviour *Research and Therapy*, 47(3), 175-180.

Barbini, B., Benedetti, F., Colombo, C., Dotoli, D., Bernasconi, A., Cigala-Fulgosi, M., ... Smeraldi, E. (2005). Dark therapy for mania: A pilot study. *Bipolar Disorder*, 7, 98-101.

Barlow, D. H., Allen, L. B., & Choate, M. L. (2004). Toward a unified treatment for emotional disorders. *Behavior Therapy*, 35, 205-230.

Bartel, K., & Gradisar, M. (2017). New directions in the link between technology use and sleep in young people. In S. Nev.imalova & O. Bruni (Eds.), *Sleep disorders in children* (pp. 69-80). Cham, Switzerland: Springer International.

Bartlett, D. (2011a). Cognitive behavioral therapy to increase adherence to continuous positive airway: Model I. Psychoeducation. In M. Perlis, M. Aloia, & B. Kuhn (Eds.), *Behavioral treatments for sleep disorders: A comprehensive primer of behavioral sleep medicine interventions* (pp. 211.214). London: Elsevier.

Bartlett, D. (2011b). Cognitive behavioral therapy to increase adherence to continuous positive airway:

Model II. Modeling. In M. Perlis, M. Aloia, & B. Kuhn (Eds.), *Behavioral treatments for sleep disorders: A comprehensive primer of behavioral sleep medicine interventions* (pp. 215-222). London: Elsevier.

Beck, A. T. (1976). *Cognitive therapy and the emotional disorders*. Madison, CT: International Universities Press.

Beck, A. T., Rush, A. J., Shaw, B. F., & Every, G. (1979). *Cognitive therapy of depression*. New York: Guilford Press.

Beck, J. S. (2005). *Cognitive therapy for challenging problems: What to do when the basics don't work*. New York: Guilford Press.

Beck, J. S. (2011). *Cognitive therapy: Basics and beyond* (2nd ed.). New York: Guilford Press.

Bei, B., Wiley, J. F., Trinder, J., & Manber, R. (2016). Beyond the mean: A systematic review on the correlates of daily intraindividual variability of sleep/wake patterns. *Sleep Medicine Reviews*, 28, 104.120.

Benca, R. M., Obermeyer, W. H., Thisted, R. A., & Gillin, J. C. (1992). Sleep and psychiatric disorders: A meta-analysis. *Archives of General Psychiatry*, 49, 651.668; discussion 669.670.

Benedetti, F., Colombo, C., Barbini, B., Campori, E., & Smeraldi, E. (2001). Morning sunlight reduces length of hospitalization in bipolar depression. *Journal of Affective Disorders*, 62, 221-223.

Bennett-Levy, J., Butler, G., Fennell, M. J. V., Hackmann, A., Mueller, M., & Westbrook, D. (2004). *The Oxford handbook of behavioural experiments*. Oxford, UK: Oxford University Press.

Bentall, R. P., Rowse, G., Shryane, N., Kinderman, P., Howard, R., Blackwood, N., ... Corcoran, R. (2009). The cognitive and affective structure of paranoid delusions: A transdiagnostic investigation of patients with schizophrenia spectrum disorders and depression. *Archives of General Psychiatry*, 66, 236-247.

Billiard, M., Dolenc, L., Aldaz, C., Ondze, B., & Besset, A. (1994). Hypersomnia associated with mood disorders: A new perspective. *Journal of Psychosomatic Research*, 38(Suppl. 1), 41-47.

Blunden, S., Gregory, A., & Crawford, M. (2013). Development of a Short Version of the Dysfunctional Beliefs about Sleep Questionnaire for Use with Children (DBAS-C10). *Journal of Sleep Disorders*, 6, 8-10.

Bootzin, R. R. (1972). Stimulus control treatment for insomnia. *Proceedings of the 80th Annual Convention of the American Psychological Association*, 7, 395-396.

Bootzin, R. R., Epstein, D., & Wood, J. M. (1991). Stimulus control instructions. In P. J. Hauri (Ed.), *Case studies in insomnia* (pp. 19-28). New York: Plenum Press.

Bootzin, R. R., & Stevens, S. J. (2005). Adolescents, substance abuse, and the treatment of insomnia and daytime sleepiness. *Clinical Psychology Review*, 25, 629-644.

Borbely, A., & Wirz-Justice, A. (1982). Sleep, sleep deprivation and depression. *Human Neurobiology*, 1, 205-210.

Borntrager, C., Chorpita, B., Higa-McMillan, C., & Weisz, J. (2009). Provider attitudes toward evidence-based practices: Are the concerns with the evidence or with the manuals? *Psychiatric Services*, 60(5), 677-681.

Breslau, N., Roth, T., Rosenthal, L., & Andreski, P. (1996). Sleep disturbance and psy-chiatric disorders: A longitudinal epidemiological study of young adults. *Biological Psychiatry*, 39, 411-418.

Brondel, L., Romer, M. A., Nougues, P. M., Touyarou, P., & Davenne, D. (2010). Acute partial sleep deprivation increases food intake in healthy men. *American Journal of Clinical Nutrition*, 91(6), 1550-1559.

Broomfield, N. M., & Espie, C. A. (2005). Towards a valid, reliable measure of sleep effort. *Journal of Sleep Research*, 14(4), 401-407.

Brostrom, A., Nilsen, P., Gardner, B., Johansson, P., Ulander, M., Fridlund, B., & Arestedt, K. (2014, April 27). Validation of the CPAP Habit Index.5: A tool to understand adherence to CPAP treatment in patients with obstructive sleep apnea. *Sleep Disorders*. Epub.

Brown, T. A., & Barlow, D. H. (1992). Comorbidity among anxiety disorders: Implica-tions for treatment and DSM-IV. *Journal of Consulting and Clinical Psychology*, 60, 835-844.

Buysse, D. J. (2014). Sleep health: Can we define it? Does it matter? *Sleep*. 37(1), 9-17.

Buysse, D. J., Ancoli-lsrael, S., Edinger, J. D., Lichstein, K. L., & Morin, C. M. (2006). Recommendations for a standard research assessment of insomnia. *Sleep: Journal of Sleep and Sleep Disorders Research*, 29(9), 1155-1173.

Buysse, D. J., Angst, J., Gamma, A., Ajdacic, V., Eich, D., & Rossler, W. (2008). Prevalence, course, and comorbidity of insomnia and depression in young adults. *Sleep*. 31(4), 473.

Buysse, D. J., Cheng, Y., Germain, A., Moul, D. E., Franzen, P. L., Fletcher, M., & Monk, T. H. (2010). Night-to-night sleep variability in older adults with and without chronic insomnia. *Sleep Medicine*, 11(1), 56-64.

Buysse, D. J., Germain, A., Douglas, M. E., Franzen, P. L., Brar, L. K., Fletcher, M. E., ... Monk, T. H. (2011). Efficacy of brief behavioral treatment for chronic insomnia in older adults. *Archives of Internal Medicine*, 171, 887-895.

Buysse, D. J., Reynolds, C. F., Kupfer, D. J., Thorpy, M. J., Bixler, E., Manfredi, R., ... et al. (1994). Clinical diagnoses in 216 insomnia patients using the International Classification of Sleep Disorders (ICSD), DSM-IV and ICD-10 categories: A report from the APA/NIMH DSM-IV Field Trial. Sleep. 17, 630-637.

Buysse, D. J., Yu, L., Moul, D. E., Germain, A., Stover, A., Dodds, N. E., ... Pilkonis, P. A. (2010). Development and validation of patient-reported outcome measures for sleep disturbance and sleep-related impairments. *Sleep*. 33, 781-792.

Carney, C. E., Buysse, D. J., Ancoli-Israel, S., Edinger, J. D., Krystal, A. D., Lichstein, K. L., & Morin, C. M. (2012). The consensus sleep diary: Standardizing prospective sleep self-monitoring. *Sleep*. 35, 287-302.

Carney, C. E., & Waters, W. F. (2006). Effects of a structured problem-solving procedure on pre-sleep cognitive arousal in college students with insomnia. *Behavioral Sleep Medicine*, 4(1), 13-28.

Carskadon, M. A., & Dement, W. C. (2017). Normal human sleep: An overview. In M. H. Kryger, T. Roth, & W. C. Dement (Eds.), *Principles and practice of sleep medicine* (6th ed., pp. 15-24). Philadelphia: Elsevier.

Casagrande, S. S., Wang, Y., Anderson, C., & Gary, T. L. (2007). Have Americans increased their fruit and vegetable intake?: The trends between 1988 and 2002. *American Journal of Preventive Medicine*, 32(4),

257-263.

Casement, M. D., & Swanson, L. M. (2012). A meta-analysis of imagery rehearsal for post-trauma nightmares: Effects on nightmare frequency, sleep quality, and posttraumatic stress. *Clinical Psychology Review*, 32(6), 566-574.

Cassoff, J., Knauper, B., Michaelsen, S., & Gruber, R. (2013). School-based sleep promotion programs: Effectiveness, feasibility and insights for future research. *Sleep Medicine Reviews*, 17(3), 207-214.

Chambless, D. L., & Hollon, S. D. (1998). Defining empirically supported theories. *Journal of Consulting and Clinical Psychology*, 1, 7-18.

Chennaoui, M., Arnal, P. J., Sauvet, F., & Leger, D. (2015). Sleep and exercise: A reciprocal issue? *Sleep Medicine Reviews*, 20, 59-72.

Chorpita, B. F., Park, A., Tsai, K., Korathu-Larson, P., Higa-McMillan, C. K., Nakamura, B. J., ... Krull, J. (2015). Balancing effectiveness with responsiveness: Therapist satisfac-tion across different treatment designs in the Child STEPs randomized effectiveness trial. *Journal of Consulting and Clinical Psychology*, 83(4), 709.

Clark, A. L., Crabbe, S., Aziz, A., Reddy, P., & Greenstone, M. (2009). Use of a screening tool for detection of sleep-disordered breathing. *Journal of Laryngology and Otology*, 123, 746-749.

Clark, D. M. (1999). Anxiety disorders: Why they persist and how to treat them. *Behaviour Research and Therapy*, 37(Suppl. 1), S5-S27.

Clark, D. M. (2004). Developing new treatments: On the interplay between theories, experimental science and clinical innovation. *Behaviour Research and Therapy*, 42, 1089-1104.

Clark, D. M., Ehlers, A., Hackmann, A., McManus, F., Fennell, M., Grey, N., ... Wild, J. (2006). Cognitive therapy versus exposure and applied relaxation in social phobia: A randomized controlled trial. *Journal of Consulting and Clinical Psychology*, 74, 568-578.

Clark, D. M., Salkovskis, P. M., Hackmann, A., Wells, A., Ludgate, J., & Gelder, M. (1999). Brief cognitive therapy for panic disorder: A randomized controlled trial. *Journal of Consulting and Clinical Psychology*, 67, 583-589.

Clarke, G., Harvey, A. G., McGlinchey, E., Hein, K., Gullion, C., Dickerson, J., & Leo, M. C. (2015). Cognitive-behavioral treatment of insomnia and depression in adolescents: A pilot randomized trial. *Behavior Research and Therapy*, 69, 111-118.

Colombo, C., Benedetti, F., Barbini, B., Campori, E., & Smeraldi, E. (1999). Rate of switch from depression into mania after therapeutic sleep deprivation in bipolar depression. *Psychiatry Research*, 86, 267-270.

Daley, M., Morin, C. M., LeBlanc, M., Gregoire, J.-P., & Savard, J. (2009). The economic burden of insomnia: Direct and indirect costs for individuals with insomnia syn-drome, insomnia symptoms, and good sleepers. *Sleep*. 32(1), 55-64.

de Bruin, E. J., Oort, F. J., Bogels, S. M., & Meijer, A. M. (2014). Efficacy of internet and group-administered cognitive behavioral therapy for insomnia in adolescents: A pilot study. *Behavioral Sleep Medicine*, 12(3), 235-254.

de Shazer, S., & Dolan, Y. (2012). More than miracles: The state of the art of solution-focused brief therapy. New York: Routledge.

Drager, L. F., Togeiro, S. M., Polotsky, V. Y., & Lorenzi-Filho, G. (2013). Obstructive sleep apnea: A cardiometabolic risk in obesity and the metabolic syndrome. *Journal of the American College of Cardiology*, 62(7), 569-576.

Duckworth, A. L., Grant, H., Loew, B., Oettingen, G., & Gollwitzer, P. M. (2011). Self- regulation strategies improve self discipline in adolescents: Benefits of mental con-trasting and implementation intentions. *Educational Psychology*, 31, 17-26.

Edinger, J. D., Bonnet, M. H., Bootzin, R. R., Doghramji, K., Dorsey, C. M., Espie, C. A., ... Stepanski, E. J. (2004). Derivation of research diagnostic criteria for insomnia: Report of an American Academy of Sleep Medicine Work Group. *Sleep*. 27, 1567-1596.

Edinger, J. D., Means, M. K., Stechuchak, K. M., & Olsen, M. K. (2004). A pilot study of inexpensive sleep-assessment devices. *Behavoral Sleep Medicine*, 2(1), 41-49.

Edinger, J. D., Wohlgemuth, W. K., Radtke, R. A., Marsh, G. R., & Quillian, R. E. (2001). Does cognitive-behavioral insomnia therapy alter dysfunctional beliefs about sleep? *Sleep*. 24, 591-599.

Egan, S. J., Wade, T. D., & Shafran, R. (2011). Perfectionism as a transdiagnostic process: A clinical review. *Clinical Psychology Review*, 31, 203-212.

Ehlers, A., & Clark, D. M. (2000). A cognitive model of posttraumatic stress disorder. *Behaviour Research and Therapy*, 38, 319-345.

Ehlers, A., Clark, D. M., Hackmann, A., McManus, F., Fennell, M., Herbert, C., & Mayou, R. (2003). A randomized controlled trial of cognitive therapy, a self-help booklet, and repeated assessments as early interventions for posttraumatic stress disorder. *Archives of General Psychiatry*, 60, 1024-1032.

Ehlers, C. L., Frank, E., & Kupfer, D. J. (1988). Social zeitgebers and biological rhythms: A unified approach to understanding the etiology of depression. *Archives of General Psychiatry*, 45, 948-952.

Ellard, K. K., Fairholme, C. P., Boisseau, C. L., Farchione, T. J. & Barlow, D. H. (2010). Unified protocol for the transdiagnostic treatment of emotional disorders: Protocol development and initial outcome data. *Cognitive and Behavioral Practice*, 17, 88-101.

Erman, M. K., Stewart, D., & Einhorn, D. (2007). Validation of the ApneaLink. for the screening of sleep apnea: A novel and simple single-channel recording device. *Journal of Clinical Sleep Medicine*, 3, 387-392.

Espie, C. A. (2002). Insomnia: Conceptual issues in the development, persistence, and treatment of sleep disorder in adults. *Annual Review of Psychology*, 53, 215-243.

Espie, C. A., Inglis, S., Harvey, L., & Tessier, S. (2000). Insomniacs' attributions: Psychometric properties of the Dysfunctional Beliefs and Attitudes about Sleep Scale and the Sleep Disturbance Questionnaire *Journal of Psychosomatic Research*, 48, 141-148.

Fairburn, C. G., Cooper, Z., Doll, H. A., O'Connor, M. E., Bohn, K., Hawker, D. M., ... Palmer, R. L. (2009). Transdiagnostic cognitive-behavioral therapy for patients with eating disorders: A two-site trial with 60-week follow-up. *The American Journal of Psychiatry*, 166, 311.

Fairburn, C. G., Cooper, Z., & Shafran, R. (2003). Cognitive behaviour therapy for eating disorders: A "transdiagnostic" theory and treatment. *Behaviour Research and Therapy*, 41, 509-528.

Farney, R. J., Walker, B. S., Farney, R. M., Snow, G. L., & Walker, J. M. (2011). The STOP-Bang equivalent model and prediction of severity of obstructive sleep apnea: Relation to polysomnographic measurements of the apnea/hypopnea index. *Journal of Clinical Sleep Medicine*, 7(5), 459.

Ford, D. E., & Kamerow, D. B. (1989). Epidemiologic study of sleep disturbances and psychiatric disorders: An opportunity for prevention? *Journal of the American Medical Association*, 262, 1479-1484.

Frank, E. (2005). *Treating bipolar disorder: A clinician's guide to interpersonal and social rhythm therapy*. New York: Guilford Press.

Frank, E., Kupfer, D. J., Thase, M. E., Mallinger, A. G., Swartz, H. A., Fagiolini, A. M., ... Monk, T. (2005). Two-year outcomes for interpersonal and social rhythm therapy in individuals with bipolar I disorder. *Archives of General Psychiatry*, 62, 996-1004.

Frank, E., Swartz, H. A., & Kupfer, D. J. (2000). Interpersonal and social rhythm therapy: Managing the chaos of bipolar disorder. *Biological Psychiatry*, 48, 593-604.

Freeman, D., Brugha, T., Meltzer, H., Jenkins, R., Stahl, D., & Bebbington, P. (2010). Persecutory ideation and insomnia: Findings from the second British National Survey of Psychiatric Morbidity. *Journal of Psychiatric Research*, 44(15), 1021-1026.

Freeman, D., Pugh, K., Vorontsova, N., & Southgate, L. (2009). Insomnia and paranoia. *Schizophrenia Research*, 108(1), 280-284.

Freeman, D., Stahl, D., McManus, S., Meltzer, H., Brugha, T., Wiles, N., & Bebbington, P. (2012). Insomnia, worry, anxiety and depression as predictors of the occurrence and persistence of paranoid thinking. *Social Psychiatry and Psychiatric Epidemiology*, 47(8), 1195-1203.

Freeman, D., Waite, F., Startup, H., Myers, E., Lister, R., McInerney, J., ... Luengo-Fernandez, R. (2015). Efficacy of cognitive behavioural therapy for sleep improve-ment in patients with persistent delusions and hallucinations (BEST): A prospective, assessor-blind, randomised controlled pilot trial. *The Lancet, Psychiatry*, 2(1), 975-983.

Galla, B. M., & Duckworth, A. L. (2015). More than resisting temptation: Beneficial habits mediate the relationship between self-control and positive life outcomes. *Journal of Personality and Social Psychology*, 109(3), 508.

Germain, A., Shear, M. K., Hall, M., & Buysse, D. J. (2007). Effects of a brief behavioral treatment for PTSD-related sleep disturbances: A pilot study. *Behaviour Research and Therapy*, 45, 627-632.

Giglio, L. M., Magalhaes, P., Andersen, M. L., Walz, J. C., Jakobson, L., & Kapczinski, F. (2010). Circadian preference in bipolar disorder. *Sleep and Breathing*, 14, 153-155.

Gollwitzer, P. M. (1999). Implementation intentions: Strong effects of simple plans. *American Psychologist*, 54, 493-503.

Gollwitzer, P. M., & Sheeran, P. (2006). Implementation intentions and goal achievement: A meta-analysis of effects and processes. *Advances in Experimental Social Psychology*, 38, 69-119.

Gradisar, M., Dohnt, H., Gardner, G., Paine, S., Starkey, K., Menne, A., ... Weaver, E. (2011). A randomized controlled trial of cognitive-behavior therapy plus bright light therapy for adolescent delayed sleep phase disorder. *Sleep*. 34(12), 1671-1680.

Gradisar, M., Gardner, G., & Dohnt, H. (2011). Recent worldwide sleep patterns and problems during adolescence: A review and meta-analysis of age, region, and sleep. *Sleep Medicine*, 12(2), 110-118.

Gradisar, M., Smits, M. G., & Bjorvatn, B. (2014). Assessment and treatment of delayed sleep phase disorder in adolescents: Recent innovations and cautions. *Sleep Medicine Clinics*, 9(2), 199-210.

Gradisar, M., Wolfson, A. R., Harvey, A. G., Hale, L., Rosenberg, R., & Czeisler, C. A. (2013). The sleep and technology use of Americans: Findings from the National Sleep Foundation's 2011 Sleep in America poll. *Journal of Clinical Sleep Medicine*, 9(12), 1291-1299.

Granholm, E., Holden, J., Link, P. C., McQuaid, J. R., & Jeste, D. V. (2013). Randomized controlled trial of cognitive behavioral social skills training for older consumers with schizophrenia: Defeatist performance attitudes and functional outcome. *The American Journal of Geriatric Psychiatry*, 21(3), 251-262.

Greenberger, D., & Padesky, C. A. (2016). *Mind over mood: Change how you feel by changing the way you think* (2nd ed.). New York: Guilford Press.

Greer, S. M., Goldstein, A. N., & Walker, M. P. (2013). The impact of sleep deprivation on food desire in the human brain. *Nature Communications*, 4, 2259.

Gregory, A. M., Cox, J., Crawford, M. R., Holland, J., & Harvey, A. G. (2009). Dysfunc-tional beliefs and attitudes about sleep in children. *Journal of Sleep Research*, 18(4), 422-426.

Gruber, J., Harvey, A. G., Wang, P. W., Brooks, J. O., 3rd, Thase, M. E., Sachs, G. S., & Ketter, T. A. (2009). Sleep functioning in relation to mood, function, and quality of life at entry to the Systematic Treatment Enhancement Program for Bipolar Disorder (STEP-BD). *Journal of Affective Disorders*, 114, 41-49.

Harkin, B., Webb, T. L., Chang, B. P., Prestwich, A., Conner, M., Kellar, I., ... Sheeran, P. (2016). Does monitoring goal progress promote goal attainment?: A meta-analysis of the experimental evidence. *Psychological Bulletin*, 142(2), 198-229.

Harvey, A. G. (2008). Insomnia, psychiatric disorders, and the transdiagnostic perspective. *Current Directions in Psychological Science*, 17, 299-303.

Harvey, A. G. (2016). A transdiagnostic intervention for youth sleep and circadian problems. *Cognitive and Behavioral Practice*, 23(3), 341-355.

Harvey, A. G., Belanger, L., Talbot, L., Eidelman, P., Beaulieu-Bonneau, S., Fortier-Brochu, E., ... Morin, C. M. (2014). Comparative efficacy of behavior therapy, cognitive therapy and cognitive behavior therapy for insomnia: A randomized controlled trial. *Journal of Consulting and Clinical Psychology*, 82, 670-683.

Harvey, A. G., Clark, D. M., Ehlers, A., & Rapee, R. M. (2000). Social anxiety and self-impression: Cognitive preparation enhances the beneficial effects of video feedback following a stressful social task. *Behaviour Research and Therapy*, 38, 1183-1192.

Harvey, A. G., & Eidelman, P. (2011). Intervention to reduce unhelpful beliefs about sleep. In M. Perlis, M. Aloia, & B. Kuhn (Eds.), *Behavioral treatments for sleep disorders: A comprehensive primer of behavioral sleep medicine interventions* (pp. 71-78). London: Elsevier.

Harvey, A. G., & Farrell, C. (2003). The efficacy of a Pennebaker-like writing intervention for poor sleepers. *Behavioral Sleep Medicine*, 1, 115-124.

Harvey, A. G., Lee, J., Williams, J., Hollon, S. D., Walker, M. P., Thompson, M. A., & Smith, R. (2014). Improving outcome of psychosocial treatments by enhancing mem-ory and learning. *Perspectives on Psychological Science*, 9, 161-179.

Harvey, A. G., Murray, G., Chandler, R. A., & Soehner, A. (2011). Sleep disturbance as transdiagnostic: Consideration of neurobiological mechanisms. *Clinical Psychology Review*, 31, 225-235.

Harvey, A. G., & Payne, S. (2002). The management of unwanted pre-sleep thoughts in insomnia: Distraction with imagery versus general distraction. *Behaviour Research and Therapy*, 40, 267-277.

Harvey, A. G., Schmidt, D. A., Scarna, A., Semler, C. N., & Goodwin, G. M. (2005). Sleep-related functioning in euthymic patients with bipolar disorder, patients with insomnia, and subjects without sleep problems. *American Journal of Psychiatry*, 162, 50-57.

Harvey, A. G., Sharpley, A., Ree, M. J., Stinson, K., & Clark, D. M. (2007). An open trial of cognitive therapy for chronic insomnia. *Behaviour Research and Therapy*, 45, 2491-2501.

Harvey, A. G., Soehner, A. M., Kaplan, K. A., Hein, K., Lee, J., Kanady, J., ... Buysse, D. J. (2015). Treating insomnia improves sleep, mood and functioning in bipolar disorder: A pilot randomized controlled trial. *Journal of Consulting and Clinical Psychology*, 83(3), 564-577.

Harvey, A. G., & Spielman, A. (2011). Insomnia: Diagnosis, assessment and outcomes. In M. H. Kryger, T. Roth, & W. C. Dement (Eds.), *Principles and practice of sleep medicine* (5th ed., pp. 838.849). St. Louis, MO: Saunders.

Harvey, A. G., & Talbot, L. S. (2011). Intervention to reduce misperception. In M. Perlis, M. Aloia, & B. Kuhn (Eds.), *Behavioral treatments for sleep disorders: A comprehensive primer of behavioral sleep medicine interventions* (pp. 91-96). London: Elsevier.

Harvey, A. G., & Tang, N. K. Y. (2012). (Mis)perception of sleep in insomnia: A puzzle and a resolution. *Psychological Bulletin*, 138, 77.101.

Harvey, A. G., Watkins, E., Mansell, W., & Shafran, R. (2004). *Cognitive behavioural processes across psychological disorders: A transdiagnostic approach to research and treatment.* Oxford, UK: Oxford University Press.

Heath, M., Sutherland, C., Bartel, K., Gradisar, M., Williamson, P., Lovato, N., & Micic, G. (2014). Does one hour of bright or short-wavelength filtered tablet screenlight have a meaningful effect on adolescents' pre-bedtime alertness, sleep, and daytime functioning? *Chronobiology International*, 31(4), 496-505.

Hillman, D. R., Murphy, A. S., & Pezzullo, L. (2006). The economic cost of sleep disorders. *Sleep*. 29(3), 299-305.

Hlastala, S. A., Kotler, J. S., McClellan, J. M., & McCauley, E. A. (2010). Interpersonal and social rhythm therapy for adolescents with bipolar disorder: Treatment development and results from an open trial. *Depression and Anxiety*, 27, 456-464.

Hysing, M., Pallesen, S., Stormark, K. M., Lundervold, A. J., & Sivertsen, B. (2013). Sleep patterns and insomnia among adolescents: A population-based study. *Journal of Sleep Research*, 22(5), 549-556.

Insel, T. R. (2009). Translating scientific opportunity into public health impact: A strategic plan for research on mental illness. *Archives of General Psychiatry*, 66(2), 128-133.

Irwin, M. R., Cole, J. C., & Nicassio, P. M. (2006). Comparative meta-analysis of behavioral interventions for insomnia and their efficacy in middle-aged adults and in older adults 55+ years of age. *Health Psychology*, 25, 3-14.

Jansson-Frojmark, M., Harvey, A. G., Lundh, L. G., Norell-Clarke, A., & Linton, S. J. (2011). Psychometric properties of an insomnia-specific measure of worry: The anxi-ety and preoccupation about sleep questionnaire. *Cognitive Behaviour Therapy*, 40(1), 65-76.

Jenni, O., Achermann, P., & Carskadon, M. A. (2005). Homeostatic sleep regulation in adolescents. *Sleep*. 28(11), 1446-1454.

Johns, M. W. (1991). A new method for measuring daytime sleepiness: The Epworth sleepiness scale. *Sleep*. 14, 540-545.

Johnson, S. L. (2005). Mania and dysregulation in goal pursuit: A review. *Clinical Psychology Review*, 25, 241-262.

Kanady, J. C., & Harvey, A. G. (2015). Development and validation of the Sleep Iner-tiaQuestionnaire (SIQ) and Assessment of Sleep Inertia in Analogue and Clinical Depression. *Cognitive Therapy and Research*, 39(5), 601-612.

Kaplan, K. A., Gruber, J., Eidelman, P., Talbot, L. S., & Harvey, A. G. (2011). Hypersom-nia in inter-episode bipolar disorder: Does it have prognostic significance? *Journal of Affective Disorders*, 132(3), 438-444.

Kaplan, K. A., & Harvey, A. G. (2009). Hypersomnia across mood disorders: A review and synthesis. *Sleep Medicine Reviews*, 13, 275-285.

Kaplan, K. A., & Harvey, A. G. (2013). Behavioral treatment of insomnia in bipolar disor-der. *American Journal of Psychiatry*, 170(7), 716-720.

Kaplan, K. A., Talavera, D., & Harvey, A. G. (2016). *Rise and shine: A treatment experiment testing a morning routine to decrease subjective sleep inertia in insomnia and bipolar disorder*. Manuscript submitted for publication.

Kazdin, A. E., & Blase, S. L. (2011). Rebooting psychotherapy research and practice to reduce the burden of mental illness. *Perspectives on Psychological Science*, 6, 21-37.

Kazdin, A. E., & Rabbitt, S. M. (2013). Novel models for delivering mental health ser-vices and reducing the burdens of mental illness. *Clinical Psychological Science*, 1(2), 170-191.

Kline, C. E. (2014). The bidirectional relationship between exercise and sleep implications for exercise adherence and sleep improvement. *American Journal of Lifestyle Medicine*, 8(6), 375-379.

Krakow, B., Hollifield, M., Johnston, L., Koss, M., Schrader, R., Warner, T. D., ... Prince, H. (2001). Imagery rehearsal therapy for chronic nightmares in sexual assault survi-vors with posttraumatic stress disorder: A randomized controlled trial. *JAMA*, 286, 537-545.

Krupp, L. B., LaRocca, N. G., Muir-Nash, J., & Steinberg, A. D. (1989). The fatigue sever-ity scale: Application to patients with multiple sclerosis and systemic lupus erythematosus. *Archives of Neurology*, 46(10), 1121-1123.

Kushida, C. A., Littner, M. R., Morgenthaler, T., Alessi, C. A., Bailey, D., Coleman, J., Jr., ... Wise, M.

(2005). Practice parameters for the indications for polysomnography and related procedures: An update for 2005. *Sleep.* 28(4), 499-521.

Kyle, S. D., Morgan, K., Spiegelhalder, K., & Espie, C. A. (2011). No pain, no gain: An exploratory within-subjects mixed-methods evaluation of the patient experience of sleep restriction therapy (SRT) for insomnia. *Sleep Medicine*, 12, 735-747.

Lichstein, K. L. (1988). Sleep compression treatment of an insomnoid. *Behavior Therapy*, 19, 625.632.

Lichstein, K. L., Durrence, H. H., Riedel, B. W., & Bayen, U. J. (2001). Primary versus secondary insomnia in older adults: Subjective sleep and daytime functioning. *Psychology and Aging*, 16, 264-271.

Lichstein, K. L., Durrence, H. H., Taylor, D. J., Bush, A. J., & Riedel, B. W. (2003). Quantitative criteria for insomnia. *Behaviour Research and Therapy*, 41(4), 427.445.

Littner, M., Hirshkowitz, M., Kramer, M., Kapen, S., Anderson, W. M., Bailey, D., ... Woodson, B. T. (2003). Practice parameters for using polysomnography to evaluate insomnia: An update. *Sleep.* 26, 754.760.

Liu, X., Buysse, D. J., Gentzler, A. L., Kiss, E., Mayer, L., Kapornai, K., ... Kovacs, M. (2007). Insomnia and hypersomnia associated with depressive phenomenology and comorbidity in childhood depression. *Sleep.* 30, 83.90.

Lloyd, H. (2008). More than miracles: The state of the art of solution-focused brief ther-apy by Steve de Shazer and Yvonne Dolan with Harry Korman, Terry Trepper, Eric McCollum and Insoo Kim Berg. *Journal of Family Therapy*, 30(1), 115.116.

Lovato, N., Gradisar, M., Short, M., Dohnt, H., & Micic, G. (2013). Delayed sleep phase disorder in an Australian school-based sample of adolescents. *Journal of Clinical Sleep Medicine*, 9(9), 939.944.

McMakin, D. L., Siegle, G. J., & Shirk, S. R. (2011). Positive affect stimulation and sustainment (PASS) module for depressed mood: A preliminary investigation of treatment-related effects. *Cognitive Therapy and Research*, 35, 217-226.

Means, M. K., & Edinger, J. D. (2011). Exposure therapy for claustrophobic reactions to continuous positive airway pressure. In M. Perlis, M. Aloia, & B. Kuhn (Eds.), *Behavioral treatments for sleep disorders: A comprehensive primer of behavioral sleep medicine interventions* (pp. 183-194). London: Elsevier.

Meltzer, L. J., Phillips, C., & Mindell, J. A. (2009). Clinical psychology training in sleep and sleep disorders. *Journal of Clinical Psychology*, 65(3), 305-318.

Miklowitz, D. J., Otto, M. W., Frank, E., Reilly-Harrington, N. A., Wisniewski, S. R., Kogan, J. N., ... Sachs, G. S. (2007). Psychosocial treatments for bipolar depression: A 1-year randomized trial from the systematic treatment enhancement program. *Archives of General Psychiatry*, 64, 419-426.

Miller, W. R., & Rollnick, S. (2013). *Motivational interviewing: Helping people change* (3rd ed.). New York: Guilford Press.

Mistlberger, R. E., Antle, M. C., Glass, J. D., & Miller, J. D. (2000). Behavioral and sero-tonergic regulation of circadian rhythms. *Biological Rhythm Research*, 31, 240-283.

Morin, C. M. (1993). *Insomnia: Psychological assessment and management.* New York: Guilford Press.

Morin, C. M., Blais, F., & Savard, J. (2002). Are changes in beliefs and attitudes about sleep related to sleep improvements in the treatment of insomnia? *Behaviour Research and Therapy*, 40, 741-752.

Morin, C. M., Bootzin, R. R., Buysse, D. J., Edinger, J. D., Espie, C. A., & Lichstein, K. L. (2006). Psychological and behavioral treatment of insomnia: An update of recent evidence (1998-2004). *Sleep*. 29, 1396-1406.

Morin, C. M., Culbert, J. P., & Schwartz, S. M. (1994). Nonpharmacological interventions for insomnia: A meta-analysis of treatment efficacy. *American Journal of Psychiatry*, 151, 1172-1180.

Morin, C. M., & Espie, C. A. (2003). *Insomnia: A clinical guide to assessment and treatment*. New York: Kluwer Academic/Plenum Press.

Murtagh, D. R., & Greenwood, K. M. (1995). Identifying effective psychological treatments for insomnia: A meta-analysis. *Journal of Consulting and Clinical Psychology*, 63, 79-89.

Neitzert Semler, C., & Harvey, A. G. (2004). Monitoring for sleep-related threat: A pilot study of the Sleep Associated Monitoring Index (SAMI). *Psychosomatic Medicine*, 66, 242-250.

Neitzert Semler, C., & Harvey, A. G. (2005). Misperception of sleep can adversely affect daytime functioning in insomnia. *Behaviour Research and Therapy*, 43, 843-856.

Nigro, C. A., Dibur, E., Aimaretti, S., Gonzalez, S., & Rhodius, E. (2011). Comparison of the automatic analysis versus the manual scoring from ApneaLink. device for the diagnosis of obstructive sleep apnea syndrome. *Sleep and Breathing*, 15, 679-686.

Nofzinger, E. A., Thase, M. E., Reynolds, C. F., 3rd, Himmelhoch, J. M., Mallinger, A., Houck, P., & Kupfer, D. J. (1991). Hypersomnia in bipolar depression: A comparison with narcolepsy using the multiple sleep latency test. *American Journal of Psychiatry*, 148, 1177-1181.

Nolen-Hoeksema, S., & Watkins, E. R. (2011). A heuristic for developing transdiagnostic models of psychopathology explaining multifinality and divergent trajectories. *Perspectives on Psychological Science*, 6, 589-609.

Norton, P. J., & Philipp, L. M. (2008). Transdiagnostic approaches to the treatment of anxiety disorders: A quantitative review. *Psychotherapy: Theory, Research, Practice, Training*, 45, 214.

O'Connor Christian, S. L., & Aloia, M. (2011). Motivational enhancement therapy: Moti-vating adherence to positive airway pressure. In M. Perlis, M. Aloia, & B. Kuhn (Eds.), *Behavioral treatments for sleep disorders: A comprehensive primer of behavioral sleep medicine interventions* (pp. 169-182). London: Elsevier.

Oettingen, G., Mayer, D., Timur Sevincer, A., Stephens, E. J., Pak, H., & Hagenah, M. (2009). Mental contrasting and goal commitment: The mediating role of energization. *Personality and Social Psychology Bulletin*, 35, 608-622.

Okawa, M., Uchiyama, M., Ozaki, S., Shibui, K., & Ichikawa, H. (1998). Circadian rhythm sleep disorders in adolescents: Clinical trials of combined treatments based on chronobiology. *Psychiatry and Clinical Neurosciences*, 52, 483-490.

Oktay, B., Rice, T. B., Atwood, C. W., Passero, M., Gupta, N., Givelber, R., ... Strollo, P. J. (2011). Evaluation of a single-channel portable monitor for the diagnosis of obstructive sleep apnea. *Journal of Clinical Sleep Medicine*, 7, 384-390.

Onken, L. S., Carroll, K. M., Shoham, V., Cuthbert, B. N., & Riddle, M. (2014). Reenvisioning clinical science: Unifying the discipline to improve the public health. *Clinical Psychological Science*, 2(1), 22.34.

Ozminkowski, R. J., Wang, S., & Walsh, J. K. (2007). The direct and indirect costs of untreated insomnia in adults in the United States. *Sleep*. 30(3), 263.

Paine, S., & Gradisar, M. (2011). A randomised controlled trial of cognitive-behaviour therapy for behavioural insomnia of childhood in school-aged children. *Behaviour Research and Therapy*, 49(6), 379-388.

Park, A. L., Tsai, K. H., Guan, K., Reding, M. E., Chorpita, B. F., & Weisz, J. R. (2016). Service use findings from the Child STEPs Effectiveness Trial: Additional support for modular designs. *Administration and Policy in Mental Health and Mental Health Services Research*, 43(1), 135-140.

Patel, S. R., & Hu, F. B. (2008). Short sleep duration and weight gain: A systematic review. *Obesity*, 16(3), 643-653.

Perlis, M., Smith, M., Jungquist, C., & Posner, D. (2005). *The cognitive-behavioral treatment of insomnia: A session by session guide*. New York: Springer Verlag.

Qaseem, A., Kansagara, D., Forciea, M. A., Cooke, M., & Denberg, T. D. (2016). Management of chronic insomnia disorder in adults: A clinical practice guideline from the American College of Physicians. *Annals of Internal Medicine*, 165(2), 125-133.

Ragette, R., Wang, Y., Weinreich, G., & Teschler, H. (2010). Diagnostic performance of single airflow channel recording (ApneaLink) in home diagnosis of sleep apnea. *Sleep and Breathing*, 14, 109-114.

Ree, M., & Harvey, A. G. (2004). Insomnia. In J. Bennett-Levy, G. Butler, M. Fennell, A. Hackman, M. Mueller, & D. Westbrook (Eds.), *Oxford guide to behavioural experiments in cognitive therapy* (pp. 287-305). Oxford, UK: Oxford University Press.

Regestein, Q. R., & Monk, T. H. (1995). Delayed sleep phase syndrome: A review of its clinical aspects. *American Journal of Psychiatry*, 152, 602-608.

Reppert, S. M., & Weaver, D. R. (2002). Coordination of circadian timing in mammals. *Nature*, 418, 935-941.

Richards, D., Bartlett, D. J., Wong, K., Malouff, J., & Grunstein, R. R. (2007). Increased adherence to CPAP with a group cognitive behavioral treatment intervention: A ran-domized trial. *Sleep*. 30(5), 635.

Riley, C., Lee, M., Cooper, Z., Fairburn, C. G., & Shafran, R. A. (2007). Randomised controlled trial of cognitive-behaviour therapy for clinical perfectionism: A preliminary study. *Behaviour Research and Therapy*, 45, 2221-2231.

Roennebert, T., & Foster, R. G. (1997). Twilight times: Light and the circadian system. *Photochemistry and Photobiology*, 66, 549-561.

Roth, T., Jaeger, S., Jin, R., Kalsekar, A., Stang, P. E., & Kessler, R. C. (2006). Sleep prob-lems, comorbid mental disorders, and role functioning in the National Comorbidity Survey replication. *Biological Psychiatry*, 60(12), 1364-1371.

Rubak, S., Sandbak, A., Lauritzen, T., & Christensen, B. (2005). Motivational interview-ing: A systematic review and meta-analysis. *British Journal of General Practice*, 55(513), 305-312.

Sack, R. L., Auckley, D., Carskadon, M. A., Wright, K. P. J., Vitiello, M. V., & Zhdanova, I. V. (2007). Circadian rhythm sleep disorders: Part II. Advanced sleep phase disorder, delayed sleep phase disorder, free-running disorder, and irregular sleep-wake rhythm: An American Academy of Sleep Medicine Review. *Sleep*. 30, 1484-1501.

Sack, R. L., Brandes, R. W., Kendall, A. R., & Lewy, A. J. (2000). Entrainment of free-running circadian rhythms by melatonin in blind people. *New England Journal of Medicine*, 343(15), 1070-1077.

Sack, R. L., & Lewy, A. J. (2001). Circadian rhythm sleep disorders: Lessons from the blind. *Sleep Medicine Reviews*, 5(3), 189-206.

Salkovskis, P. M. (2002). Empirically grounded clinical interventions: Cognitive-behavioural therapy progresses through a multi-dimensional approach to clinical science. *Behavioural and Cognitive Psychotherapy*, 30, 3-9.

Scheer, F. A., & Czeisler, C. A. (2005). Melatonin, sleep, and circadian rhythms. *Sleep Medicine Reviews*, 9(1), 5-9.

Schlarb, A., Liddle, C., & Hautzinger, M. (2010). JuSt-a multimodal program for treatment of insomnia in adolescents: A pilot study. *Nature and Science of Sleep*. 3, 13-20.

Semler, C. N., & Harvey, A. G. (2004). An investigation of monitoring for sleep-related threat in primary insomnia. *Behaviour Research and Therapy*, 42, 1403-1420.

Sit, D., Wisner, K. L., Hanusa, B. H., Stull, S., & Terman, M. (2007). Light therapy for bipolar disorder: A case series in women. *Bipolar Disorder*, 9, 918-927.

Sivertsen, B., Pallesen, S., Stormark, K. M., Boe, T., Lundervold, A. J., & Hysing, M. (2013). Delayed sleep phase syndrome in adolescents: Prevalence and correlates in a large population based study. *BMC Public Health*, 13(1), 1163.

Smith, M. T., Perlis, M. L., Park, A., Smith, M. S., Pennington, J., Giles, D. E., & Buysse, D. J. (2002). Comparative meta-analysis of pharmacotherapy and behavior therapy for persistent insomnia. *American Journal of Psychiatry*, 159, 5-11.

Sorensen, J. L., Rawson, R. A., Guydish, J. E., & Zweben, J. E. (2003). *Drug abuse treatment through collaboration: Practice and research partnerships that work*. Washington, DC: American Psychological Association.

Spielman, A. J., & Anderson, M. W. (1999). The clinical interview and treatment planning as a guide to understanding the nature of insomnia: The CCNY insomnia interview. In S. Chokroverty (Ed.), *Sleep disorders medicine: Basic science, technical considerations, and clinical aspects* (2nd ed., pp. 385-426). Boston: Butterworth-Heinemann.

Spielman, A. J., Saskin, P., & Thorpy, M. J. (1987). Treatment of chronic insomnia by restriction of time in bed. *Sleep*. 10, 45-56.

Spielman, A. J., Yang, C. M., & Glovinsky, P. B. (2011). Sleep restriction therapy. In M. Perlis, M. Aloia, & B. Kuhn (Eds.), *Behavioral treatments for sleep disorders: A comprehensive primer of behavioral sleep medicine interventions* (pp. 9-20). London: Elsevier.

Stepanski, E. J., Zorick, F., Roehrs, T., Young, D., & Roth, T. (1988). Daytime alertness in patients with chronic insomnia compared with asymptomatic control subjects. *Sleep.* 11, 54-60.

Stepnowsky, C. J., Marler, M. R., & Ancoli-Israel, S. (2002). Determinants of nasal CPAP compliance. *Sleep Medicine,* 3(3), 239-247.

Sundararaman, R. (2009). *The U.S. mental health delivery system infrastructure: A primer.* Washington, DC: Congressional Research Service.

Tang, N. K. Y., & Harvey, A. G. (2004). Correcting distorted perception of sleep in insom-nia: A novel behavioural experiment? *Behaviour Research and Therapy,* 42, 27-39.

Tang, N. K. Y., & Harvey, A. G. (2006). Altering misperception of sleep in insomnia: Behavioral experiment versus verbal feedback. *Journal of Consulting and Clinical Psychology,* 74, 767-776.

Tang, N. K. Y., Schmidt, D. E., & Harvey, A. G. (2007). Sleeping with the enemy: Clock monitoring in the maintenance of insomnia. *Journal of Behavior Therapy and Experimental Psychiatry,* 48, 40-55.

Taylor, D. J., Jenni, O. G., Acebo, C., & Carskadon, M. A. (2005). Sleep tendency during extended wakefulness: Insights into adolescent sleep regulation and behavior. *Journal of Sleep Research,* 14, 239-244.

Taylor, D. J., & Pruiksma, K. E. (2014). Cognitive and behavioural therapy for insomnia (CBT-I) in psychiatric populations: A systematic review. *International Review of Psychiatry,* 26(2), 205-213.

Teachman, B. A. (2014). No appointment necessary: Treating mental illness outside the therapist's office. *Perspectives on Psychological Science,* 9(1), 85-87.

Titov, N., Dear, B. F., Schwencke, G., Andrews, G., Johnston, L., Craske, M. G. & McE-voy, P. (2011). Transdiagnostic internet treatment for anxiety and depression: A ran-domised controlled trial. *Behaviour Research and Therapy,* 49, 441-452.

Waite, F., Myers, E., Harvey, A. G., Espie, C. A., Startup, H., Sheaves, B., & Freeman, D. (2015). Treating sleep problems in patients with schizophrenia. *Behavioural and Cognitive Psychotherapy,* 1-15.

Walters, A. S., LeBrocq, C., Dhar, A., Hening, W., Rosen, R., Allen, R. P., & Trenkwalder, C. (2003). Validation of the International Restless Legs Syndrome Study Group rating scale for restless legs syndrome. *Sleep Medicine,* 4(2), 121-132.

Watkins, E. R., Mullan, E., Wingrove, J., Rimes, K., Steiner, H., Bathurst, N., ... Scott, J. (2011). Rumination-focused cognitive-behavioural therapy for residual depression: Phase II randomised controlled trial. *British Journal of Psychiatry,* 199, 317-322.

Wegner, D. M., Schneider, D. J., Carter, S. R., & White, T. L. (1987). Paradoxical effects of thought suppression. *Journal of Personality and Social Psychology,* 53, 5-13.

Weisz, J. R., Chorpita, B. F., Palinkas, L. A., Schoenwald, S. K., Miranda, J., Bearman, S. K., ... Martin, J. (2012). Testing standard and modular designs for psychotherapy treating depression, anxiety, and conduct problems in youth: A randomized effective-ness trial. *Archives of General Psychiatry,* 69(3), 274.

Weisz, J. R., Ng, M. Y., & Bearman, S. K. (2014). Odd couple?: Reenvisioning the relation between science and practice in the dissemination-implementation era. *Clinical Psychological Science,* 2(1), 58-74.

Wells, A. (1997). *Cognitive therapy of anxiety disorders: A practice manual and conceptual guide.* West Sussex,

UK: Wiley.

Wirz-Justice, A., Benedetti, F., & Terman, M. (2009). *Chronotherapeutics for affective disorders: A clinician's manual for light & wake therapy*. Basel: Karger.

Wood, A. M., Joseph, S., Lloyd, J., & Atkins, S. (2009). Gratitude influences sleep through the mechanism of pre-sleep cognitions. *Journal of Psychosomatic Research*, 66(1), 43-48.

Wu, J. Q., Appleman, E. R., Salazar, R. D., & Ong, J. C. (2015). Cognitive behavioral ther-apy for insomnia comorbid with psychiatric and medical conditions: A meta-analysis. *JAMA Internal Medicine*, 175(9), 1461-1472.

Yates, B. T. (2011). Delivery systems can determine therapy cost, and effectiveness, more than type of therapy. *Perspectives on Psychological Science*, 6(5), 498-502.

Yu, L., Buysse, D. J., Germain, A., & Moul, D. (2012). Development of short forms from the PROMIS sleep disturbance and sleep-related impairment item banks. *Behavioral Sleep Medicine*, 10, 6-24.

監訳者あとがき

　このたびは本書を手に取っていただき，誠にありがとうございます。本書の翻訳を通じて，睡眠障害に苦しむ多くの人々に有益なサポートを提供できることを心から願っております。

　睡眠は私たちの心身の健康にとって欠かせないものであり，その質は日々の生活に大きな影響を与えます。しかしながら，現代社会では多くの人々が何らかの形で睡眠に問題を抱えており，その原因や影響は多岐にわたります。本書では，これらの睡眠問題に対する疾患横断的なアプローチである TranS-C を提唱し，包括的かつ実践的な解決策を提供しています。これまで，不眠症に対する認知行動療法（CBT-I）は，不眠症という特定の症状に焦点を当てた効果的な治療法として広く活用されてきました。一方，CBT-I は，他の疾患が合併しているケースや他の睡眠障害に対しては限界もあります。TranS-C は，こうした限界を克服するために開発されました。特定の疾患や症状に縛られず，共通する根本的な要因にアプローチすることで，より広範かつ効果的な解決策を提供することを目指しています。

　翻訳にあたっては，原著者の意図とニュアンスを忠実に伝えることを最優先に心がけました。しかしながら，言語や文化の違いから生じる微妙なニュアンスの違いについては，翻訳者の解釈を加えざるを得ない部分もありました。読者の皆様にとって，理解しやすく，実践に役立つ内容となるよう努めましたが，不備や改善点があればご指摘いただければ幸いです。

　支援者の皆様がこの本を手に取り，実践に取り組んでいただけることを心から願っています。クライアントの方々が健康な睡眠を取り戻すためのサポートをすることは，彼らの生活の質を大きく向上させることに繋がります。皆様の温かい支援と献身的な取り組みが，クライアントの人生に大きな変化をもたらすことを確信しております。

　また，本書の翻訳にあたって，多くの方々のご協力をいただきました。まず，原著者である Allison G. Harvey 先生と Daniel J. Buysse 先生には，翻訳の許可を快諾していただき，深く感謝申し上げます。また，これまで認知行動療法を

はじめとした心理支援についてご指導くださり，帯文もご執筆くださった大野裕先生と本書を監訳くださった堀越勝先生，翻訳作業を支えてくださった編集者の中村奈々様，各章を翻訳され本書の完成度を高めるため，度重なる議論にお付き合いくださった綾部直子先生，成澤元先生，降籏隆二先生，中島俊先生，睡眠の重要性と知識，経験をご指導くださった睡眠の専門家の先生方，クライアントの皆様にも，この場を借りて厚く御礼申し上げます。それぞれの専門知識と経験が，本書の完成度を高める大きな助けとなりました。

　最後に，本書が皆様の睡眠改善に少しでも役立つことを心より願っております。健康的な睡眠は，心と体の健康の基盤です。本書を通じて，皆様が質の高い睡眠を取り戻し，より充実した日々を送る一助となれば幸いです。読者の皆様，TranS-C を必要とするクライアントの皆様，支援者の皆様の健康と幸福を祈りつつ，あとがきとさせていただきます。

2024 年 8 月

羽澄 恵

［監訳者略歴］

堀越　勝 （ほりこし まさる）

武蔵野大学 人間科学部 客員教授。元国立精神神経医療研究センター 認知行動療法センター長。米国のバイオラ大学にて臨床心理学博士を取得，マサチューセッツ州のクリニカル・サイコロジストのライセンスを取得。ハーバード大学医学部精神科においてポストドクターおよび上席研究員として，ケンブリッジ病院の行動医学プログラム，マサチューセッツ総合病院・マクレーン病院の強迫性障害研究所，サイバーメディシン研究所などで臨床と研究をおこなう。2001 年に帰国し，筑波大学大学院人間総合科学研究科（講師），駿河台大学心理学部（教授）を経て，2010 年より国立精神・神経医療研究センター認知行動療法センター研修部長，2015 年より当センターセンター長，2021 年より当センター特命部長，2024 年当センターを退職。

著書，訳書，論文多数。精神療法の基本——支持から認知行動療法まで（共著：医学書院），ケアする人の対話スキル ABCD（日本看護協会出版会）スーパービジョンで磨く認知行動療法（共著：創元社）30 分でできる怒りのセルフコントロール（訳：金剛出版）など。

羽澄　恵 （はずみ めぐみ）（第 3 章・第 4 章）

公認心理師，臨床心理士。2017 年，東京大学大学院教育学研究科臨床心理学コース博士課程修了（教育学博士）。現在，国立精神・神経医療研究センター精神保健研究所公共精神健康医療研究部／睡眠・覚醒障害研究部に常勤研究員として勤務。

［訳者一覧（担当章）］

綾部直子 （あやべ なおこ）：秋田大学 教育文化学部
（第 5 章・付録）

成澤　元 （なりさわ はじめ）：愛知淑徳大学 心理学部
（第 2 章）

降籏隆二 （ふりはた りゅうじ）：京都大学学生総合支援機構
（原著者紹介・序文・謝辞・第 1 章）

中島　俊 （なかじま しゅん）：筑波大学 国際統合睡眠医科学研究機構（WPI-IIIS）
（エピローグ）

不眠および睡眠関連問題に対する介入マニュアル
診断横断的睡眠リズム療法 (Trans-C) の実践

2024年10月10日　印刷
2024年10月20日　発行

著　者　　アリソン・G・ハーベイ
　　　　　ダニエル・J・バイシー
監訳者　　堀越　勝
　　　　　羽澄　恵

発行者　　立石正信
発行所　　株式会社 金剛出版
　　　　　〒112-0005 東京都文京区水道1-5-16　電話 03-3815-6661　振替 00120-6-34848

装丁◉臼井新太郎　　本文組版◉伊藤 渉　　印刷・製本◉三協美術印刷

ISBN978-4-7724-2066-2 C3011　　©2024 Printed in Japan

JCOPY 〈(社)出版者著作権管理機構 委託出版物〉
本書の無断複製は著作権法上での例外を除き禁じられています。複製される場合は、そのつど事前に、
(社)出版者著作権管理機構（電話03-5244-5088、FAX 03-5244-5089、e-mail: info@jcopy.or.jp）の許諾を得てください。

不眠症に対する
認知行動療法マニュアル

［編］＝日本睡眠学会教育委員会

●B5判 ●並製 ●144頁 ●定価 **3,080** 円
● ISBN978-4-7724-1720-4 C3011

不眠症に対する認知行動療法（CBT-I）を
進めるための実践法を解説。
セッションは6ステージに分かれ
治療者用・患者用両方のマニュアルを掲載。

30分でできる不安のセルフコントロール

［著］＝マシュー・マッケイ トロイ・デュフレーヌ
［訳］＝堀越 勝 樫村正美

●A5判 ●並製 ●116頁 ●定価 **1,980** 円
● ISBN978-4-7724-1546-0 C3011

不安は誰にでもあるものである。
本書を使いその不安を消すのではなく
上手に付き合っていくためのスキルを学び，
生活を好転させよう。

不安に悩まないためのワークブック
認知行動療法による解決法

［著］＝デビッド・A・クラーク アーロン・T・ベック
［監訳］＝坂野雄二 ［訳］＝石川信一 岡島 義 金井嘉宏 笹川智子

●B5判 ●並製 ●288頁 ●定価 **3,960** 円
● ISBN978-4-7724-1338-1 C3011

誰しもが持っている「不安」をどのように自分で管理し，
コントロールしていくか。
決してなくなるものではない「不安」に
上手く対処していく方法を伝授する。

価格は10％税込です。